Aromathérapie pratique et usuelle

Les vertus des plantes

Collection dirigée par François Couplan

Légumes d'ici et d'ailleurs, François Couplan
Stévia, le sucre vertueux, Aymeric Lazarin & François Couplan
Bonnes mauvaises herbes, François Couplan
Bien dormir au naturel, Jacques Falquet & Bertrand Graz
Fruits d'ici et d'ailleurs, François Couplan
Plantes dépolluantes, Aymeric Lazarin
Soulager le mal de tête, Jacques Falquet & Bertrand Graz
Aromathérapie pratique et usuelle, Michel Faucon

Direction : Édouard Frison-Roche
Direction éditoriale : Katia Kaloun

ISBN : 978-2-86985-423-9

Aromathérapie
pratique et usuelle

MICHEL **FAUCON**

Les vertus des plantes

Sang de la Terre
ÉCOLOGIE • ENVIRONNEMENT • SOCIÉTÉ

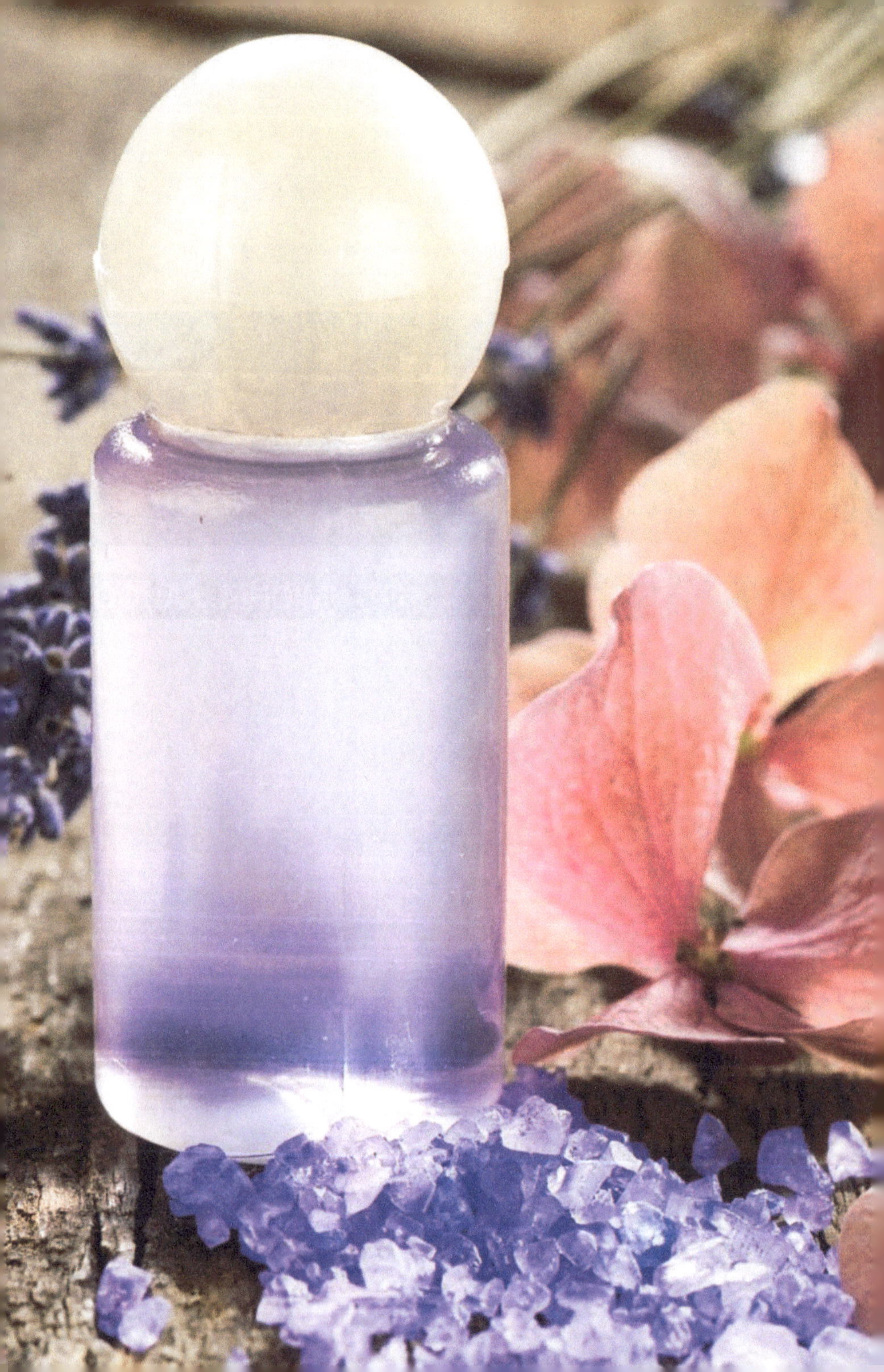

Sommaire

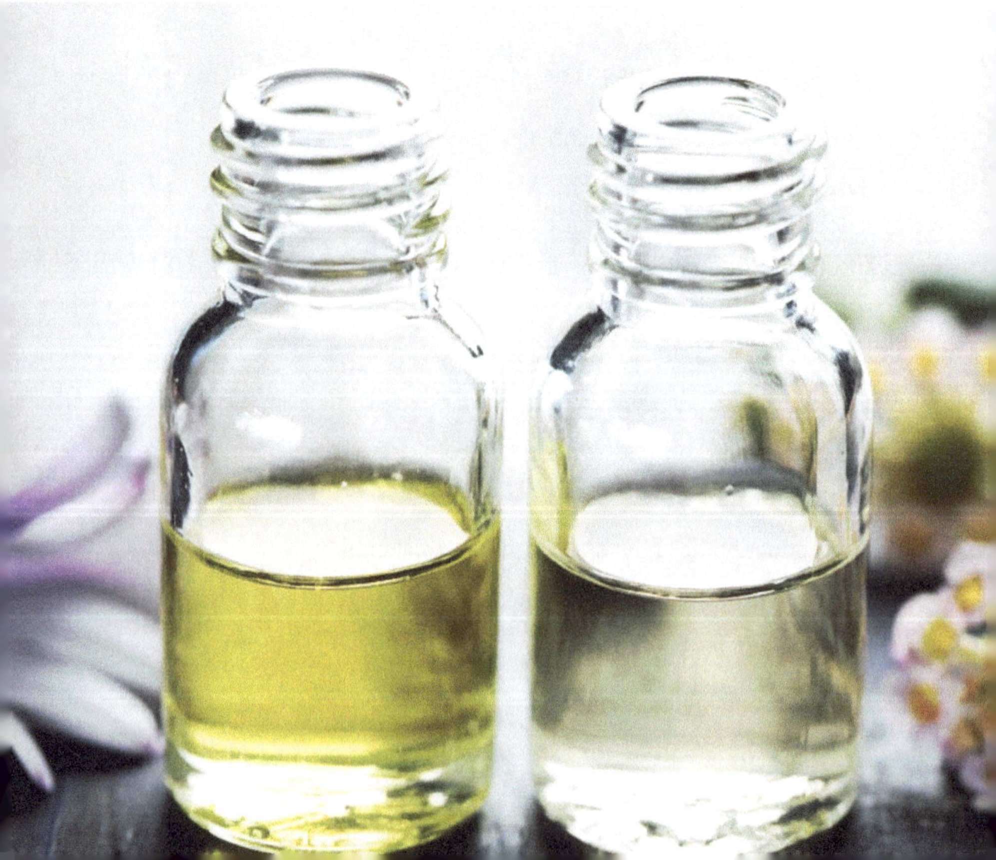

Introduction

Cet ouvrage n'est pas un traité d'automédication ! Il ne prétend pas remplacer une consultation médicale auprès d'un médecin diplômé, seul capable d'établir un diagnostic sérieux, ou d'un praticien très spécialisé en aromathérapie. En cas de troubles graves, il est évidemment toujours indispensable de consulter un médecin. L'aromathérapie doit venir en « complément thérapeutique », à l'appui de la médecine conventionnelle et de ses traitements en vigueur. Il n'est jamais question ici d'opposer le tout naturel au tout chimique ; chaque science a ses vertus, ses limites, ses dangers propres.

Conçu à la base pour une aide efficace au conseil officinal, inspiré d'ouvrages sérieux et de travaux de référence en la matière, ce livre n'a valeur que d'information. Il s'adresse au corps médical et à un public averti de plus en plus nombreux, soucieux d'utiliser des méthodes naturelles et alternatives pour l'aider à traiter des troubles bénins de la vie quotidienne, et atteindre un meilleur bien-être.

Nous allons voir combien Huiles Essentielles et Huiles Végétales, connues et reconnues depuis la plus haute Antiquité pour leurs bienfaits méritent une place de choix dans l'arsenal thérapeutique moderne, même si, rappelons-le, cette science a ses limites, comme toute autre…

Étymologie

Le préfixe « aroma » contenu dans le terme « aromathérapie » dérive étymologiquement du latin « aroma », et du grec « arôma » signifiant arôme. L'arôme est synonyme d'une odeur agréable, du parfum qui s'exhale des plantes aromatiques. Le suffixe « thérapie » (du grec « therapeia » signifiant soin, cure), indique bien que l'aromathérapie ne se résume pas qu'à diffuser des parfums agréables, juste pour le bien-être ou le plaisir… mais qu'il s'agit bien d'une approche de soin et de l'utilisation médicale de certains extraits aromatiques de plantes qui sont les Essences et Huiles Essentielles.

L'appellation d'aromathérapie est actuellement passée dans le langage courant pour désigner l'utilisation pour les soins des Huiles Essentielles, mais aussi des Huiles Végétales.
L'aromathérapie fait partie de la phytothérapie dont elle est une branche. La phytothérapie faisant en outre usage de l'ensemble des éléments d'une plante et pas seulement de certains de ses extraits.

L'aromathérapie est encore souvent associée à la phytothérapie (qui demeure encore la médecine la plus répandue de par le monde…), dans l'arsenal thérapeutique d'origine naturel, le terme phyto-aromathérapie est d'ailleurs employé par les thérapeutes eux-mêmes. Un enseignement spécialisé dans le cadre de certaines Facultés de Pharmacie fait en sorte que l'aromathérapie devient pourtant de plus en plus, une discipline à part entière…

Tableau synthétique

Ce tableau synthétique vous aide pour choisir parmi les Huiles Essentielles et les Huiles Végétales courantes.

AB : huile essentielle issue de l'agriculture biologique, usage alimentaire

BIO : huile essentielle issue de l'agriculture biologique, usage externe ou diffusion

CE : commerce équitable

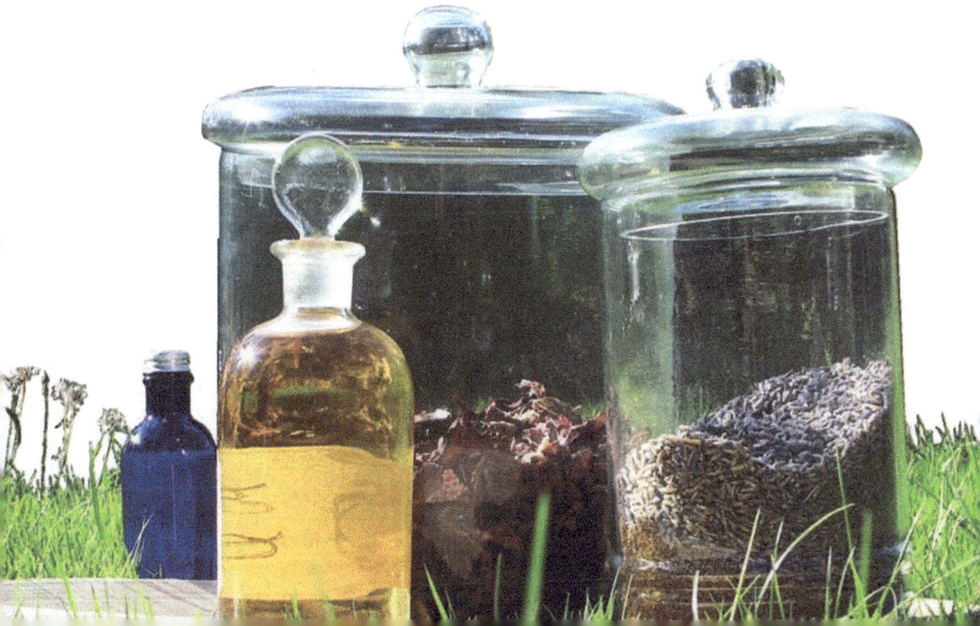

ORIGINE	**AB**	**AB**	**AB**	**AB**	**AB**	**BIO**
Nom français	**Basilic tropical**	**Cannelle Ceylan**	**Citron**	**Citronnelle de Java**	**Cyprès**	**Eucalyptus globulus**
Nom latin	*Ocimum basilicum*	*Cinnamomum zeylanicum*	*Citrus limonum*	*Cymbopogon winterianus*	*Cupressus sempervirens*	*Eucalyptus globulus*
Origine	Vietnam	Madagascar	Sicile, Espagne	Sri Lanka	Maroc	Espagne
Organes producteurs	Sommités fleuries	Écorces	Péricarpe (zeste)	herbe	Rameaux	Feuilles
Voie interne **Voie orale**	xxx	xxx	xxx	0	xxx	x
Voie cutanée **Voie locale**	x	0	x	xx	xx	xxx diluée
Diffusion	diluée	0	xx	xxx	diluée	diluée
Cuisine	xxx	xxx	xxx	0	0	0
Circulation		0	x	0	xxx	0
Détente **Stress spasme**	xxx	0	x	0	0	0
Muscles et articulations	xx	0	0	xx	0	0
Purification	0	0	x	0	0	0
Respiration	0	0	0	0	x toux sèche	xxx
Soins de la peau	0	0	0	0	0	0
Stimulation digestive	xxx	x	xxx foie	0	0	0
Infections		x puissant	immunostimulant	xx peau	0	0
Stimulation générale	0	xx	xx	0	0	0
Minceur	0	0	0	x	x	0

ORIGINE	AB	BIO	AB	BIO	AB	AB
Nom français	**Eucalyptus radiata**	**Gaulthérie (Wintergreen)**	**Genévrier**	**Géranium bourbon**	**Giroflier**	**Hélichryse Italienne**
Nom latin	*Eucalyptus radiata*	*Gaultheria procumbens*	*Juniperus communis*	*Pelargonium x asperum*	*Eugenia caryophyllata*	*Helichrysum italicum*
Origine	Australie	Népal	France	Madagascar	Madagascar	Corse
Organes producteurs	Feuilles	Feuilles	Rameaux à baies	Plante entière	Boutons floraux	Sommités fleuries
Voie interne Voie orale	x	x	xxx	0	xxx	xx diluée
Voie cutanée Voie locale	xx diluée	xxx diluée	x	xxx	x diluée	xxx
Diffusion	xxx	0	x diluée	xx diluée	0	0
Cuisine	0	0	xxx	0	xxx	0
Circulation	0	0	0	0	0	xxx
Détente Stress spasme	0	xx	x	xxx	0	0
Muscles et articulations	0	xxx	xx	x	x	xxx hématomes
Purification	xx élimination	0	0	x	x	0
Respiration	xxx	0	0	0	0	0
Soins de la peau	0	0	0	xxx	0	xx
Stimulation digestive	0	0	xx rein, foie	0	xx équil. Flore	0
Infections	0	0	0	x	xx	0
Stimulation générale	0	0	0	xx	x	0
Minceur	x	0	x	0	0	0

ORIGINE	AB	BIO	BIO	AB	AB	AB
Nom français	**Laurier noble**	**Lavande fine AOC**	**Lavandin super**	**Mandarinier**	**Marjolaine à coquilles**	**Menthe poivrée**
Nom latin	*Laurus nobilis*	*Lavandula angustifolia*	*Lavandula hybrida clone super*	*Citrus reticulata*	*Origanum majorana*	*Mentha piperita*
Origine	Maroc	France	France	Sicilei	Égypte	France
Organes producteurs	Feuilles	Sommités fleuries	Sommités fleuries	Péricarpe (zeste)	Sommités fleuries	Feuilles
Voie interne Voie orale	xxx diluée	x	0	xxx	xxx	xxx
Voie cutanée Voie locale	xx diluée	xxx	xxx	x	xx	xx diluée
Diffusion	x diluée	xxx	xx	xxx	x diluée	0
Cuisine	xxx	0	0	xxx	0	xxx
Circulation	0	0	0	0	0	xx
Détente Stress spasme	0	xxx	xxx	xxx	xxx	0
Muscles et articulations	xx	xxx	xxx	0	xx	xx effet froid
Purification	xx élimination	x	x	0	0	x
Respiration	x	0	0	0	0	x
Soins de la peau	x	xxx	xx	0	0	0
Stimulation digestive	xxx	0	0	x	x	xxx foie
Infections	xx	0	0	0	x immunostimulant	0
Stimulation générale	xxx	0	0	0	xx	xxx
Minceur	0	0	0	x	0	0

ORIGINE	BIO	AB	AB	AB	AB	BIO
Nom français	Myrte rouge	Niaouli	Orange douce	Origan compact	Petit grain bigarade/Oranger amer	Pin sylvestre
Nom latin	*Myrtus communis*	*Melaleuca quinquenervia*	*Citrus sinensis*	*Origanum compactum*	*Citrus aurantium ssp aurantium*	*Pinus sylvestris*
Origine	Maroc	Madagascar	Brésil	Maroc	Paraguay	France
Organes producteurs	Fleurs et Feuilles	Feuilles	Péricarpe (zeste)	Sommités fleuries	Feuilles	Aiguilles
Voie interne Voie orale	0	xx	xxx	xx	xx	x
Voie cutanée Voie locale	x	xxx diluée	x	0	xxx	xx diluée
Diffusion	x	x diluée	xxx	0	x diluée	xxx
Cuisine	0	0	xxx	xxx	0	0
Circulation	x	0	0	0	0	0
Détente Stress spasme	x	0	x	0	xxx	0
Muscles et articulations	0	0	0	0	x	x
Purification	0	0	0	0	x	x
Respiration	x	xxx	0	x	0	xxx
Soins de la peau	0	xxx brûl. radiothp	00	xx	xx	xx
Stimulation digestive	00	x	x	0	0	0
Infections	0	xxx virus	0	xxx puissant	0	0
Stimulation générale	0	0	0	xx	0	xxx
Minceur	0	0	0	0	0	0

ORIGINE	**AB**	**AB**	**AB**	**CE**	**BIO**	**AB**
Nom français	**Ravintsara**	**Romarin à cinéole sauvage**	**Sapin baumier**	**Saro**	**Sarriette des montagnes**	**Tea-tree /Arbre à thé**
Nom latin	*Cinnamomum camphora*	*Rosmarinus off. cineol*	*Abies balsamea*	*Cinnamosma fragans*	*Satureja montana*	*Melaleuca alternifolia*
Origine	Madagascar	Maroc	Canada	Madagascar	Albanie	Australie
Organes producteurs	Feuilles	Sommités fleuries	Aiguilles	Feuilles	Sommités fleuries	Feuilles
Voie interne Voie orale	xx	xx	x	xx	xxx diluée	xx
Voie cutanée Voie locale	xxx	xxx	xx diluée	xxx	xx diluée	xxx
Diffusion	xx	xx diluée	xxx	xx	0	x diluée
Cuisine	0	xxx	0	0	xxx	0
Circulation	0	xx	x	0	0	0
Détente Stress spasme	xx	0	0	xx	0	0
Muscles et articulations	0	xx	0	0	x	0
Purification	x	x	xx	x	0	0
Respiration	xx	xxx	xxx	xx	x	0
Soins de la peau	xxx brûl. radiothp	x	0	xx	0	xxxbrûl. radiothp
Stimulation digestive	0	xxx foie	0	0	xxx équil. Flore	Xxx équil. Flore
Infections	xxx virus	x	0	xxx virus	xxx puissant	xxx large spectre
Stimulation générale	xxx	xx	xx	xxx	xxx	0
Minceur	0	x	0	0	0	0

ORIGINE	**AB**	**AB**	**BIO**
Nom français	**Thym vulgaire à linalol**	**Thym vulgaire à thymol**	**Ylang Ylang distillation complète**
Nom latin	*Thymus vulgaris linaloliferum*	*Thymus vulgaris thymoliferum*	*Cananga odorata genuina*
Origine	France	France	Madagascar
Organes producteurs	Sommités fleuries	Sommités fleuries	Fleurs
Voie interne Voie orale	xx	xx diluée	x
Voie cutanée Voie locale	xxx diluée	0	xxx
Diffusion	x diluée	0	xx
Cuisine	xx	xxx	0
Circulation	0	0	0
Détente Stress spasme	0	0	xxx
Muscles et articulations	x	xx	x
Purification	0	0	x
Respiration	x	x	0
Soins de la peau	0	0	xxx
Stimulation digestive	xx	xxx équil. Flore	0
Infections	xx doux immuno+	xxx puissant	0
Stimulation générale	xx	xxx	x désinhibant
Minceur	0	0	0

ORIGINE	BIO	BIO	AB	BIO	BIO	BIO	VIERGE
Nom français	**Abricot - noyau**	**Amande douce**	**Argan Traditionnel**	**Arnica - Extrait lipidique**	**Bourrache**	**Calophylle**	**Germe de blé**
Nom latin	*Prunus armeniaca*	*Prunus amygdalus*	*Argania spinosa*	*Arnica montana*	*Borago officinalis*	*Calophyllum inophyllum*	*Triticum vulgare*
Origine	France, Italie	Inde, Espagne	Maroc	France	France, Canada	Madagascar	France
Organes producteurs	Amandes	Amandes	Amandons	PAF	PAF	noix	germes
Voie interne Voie orale	0	0	xxx	0	xxx	xx	xxx
Voie cutanée Voie locale	xxx	xxx	xxx	xxx	xxx	xxx	xxx
Cuisine	0	0	xxx	0	xxx	0	xxx
	Ad.	calmante Enf.	léger filtre solaire	chocs, hématomes	AGPI, dermato	anti-infl.	vit A, D,E, K

ORIGINE	BIO	BIO	VIERGE	AB	BIO	BIO	AB
Nom français	**Jojoba**	**Macadamia**	**Millepertuis - H.V. Noisette**	**Noisette**	**Onagre**	**Rose Musquée**	**Sésame**
Nom latin	*Simmondsia chinensis*	*Macadamia integrifolia*	*Hypericum perforatum*	*Corylus avellana*	*Onothera biennis*	*Rosa rubiginosa*	*Sesamum indicum*
Origine	Vietnam	Australie	France	Chine, Turquie	Italie	Chili, Brésil	France
Organes producteurs	Graines	noix	Sommités fleuries	Fruit oléagineux	Graines	Graines	Graines
Voie interne Voie orale	0	0	0	xxx	xxx	0	xxx
Voie cutanée Voie locale	xxx	xxx	xxx	xxx	xxx	xxx	xxx
Cuisine	0	0	0	xxx	0	0	xxx
	AGPI, anti-ox	non gras, circulation	douleur, inflammation	massage long	AGPI, pré-ménopause	cicatrisante, anti-ox	

Monographies pratiques

Quarante-cinq Huiles Essentielles

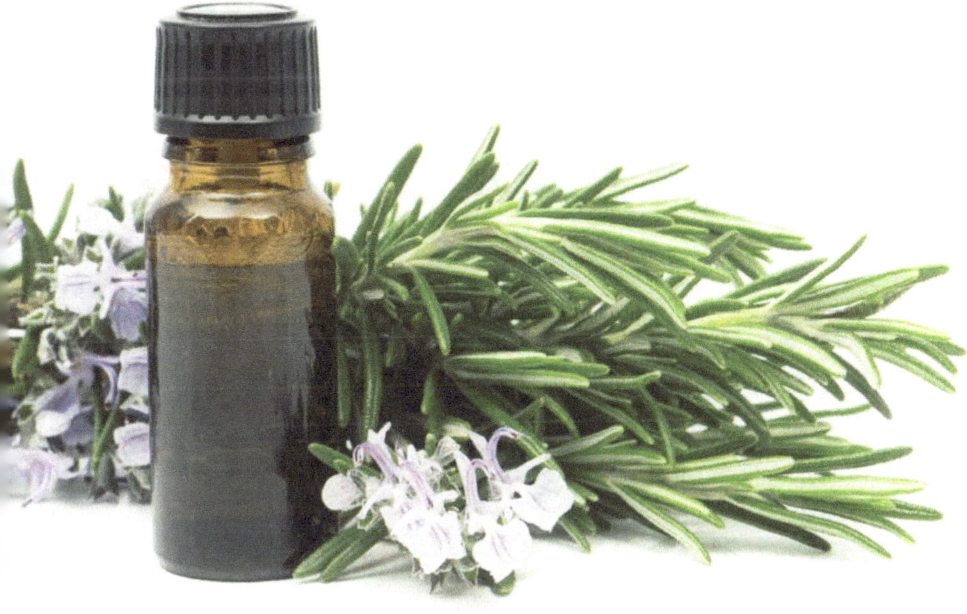

MT = monoterpenes
Ald = aldehyde
SQ = sesquiterpens
MTol = monoterpenol
HA = hydrolat aromatique intéressant

Basilic tropical

NOM LATIN : HE *Ocimum basilicum*

PROVENANCE : Vietnam

OP : parties aériennes

SB : **méthylchavicol** 88 %

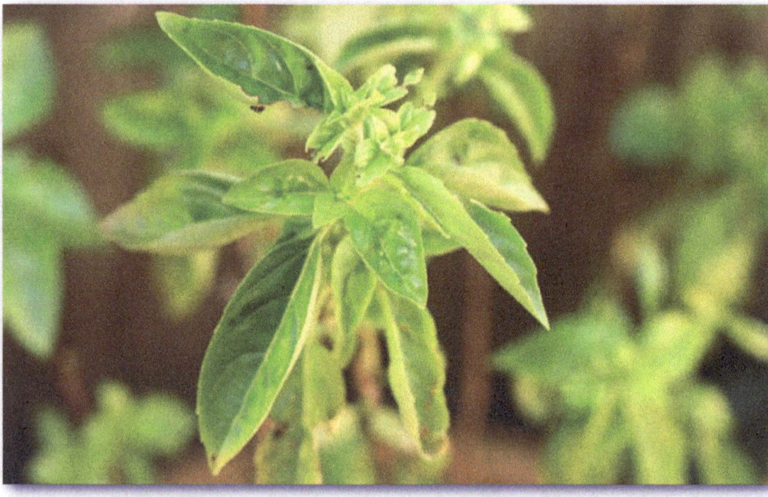

PROPRIÉTÉS

Antispasmodique puissant

Neurorégulateur

Tonique digestif

Anti-inflammatoire

HA*

INDICATIONS

Spasmophilie, crampes

Anxiété, insomnie

Spasmes digestifs, aérophagie

Mal des transports

Hocquet, colite

Règles douloureuses

Rhumatismes

Céphalées

Bois de rose

NOM LATIN : HE *Aniba rosaeodora*

PROVENANCE : Brésil

OP : bois

SB : linalol 95 %

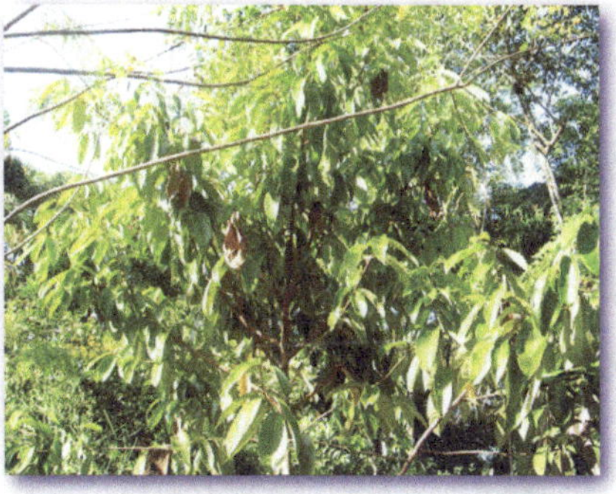

"L'HE à la très agréable fragrance de rose"

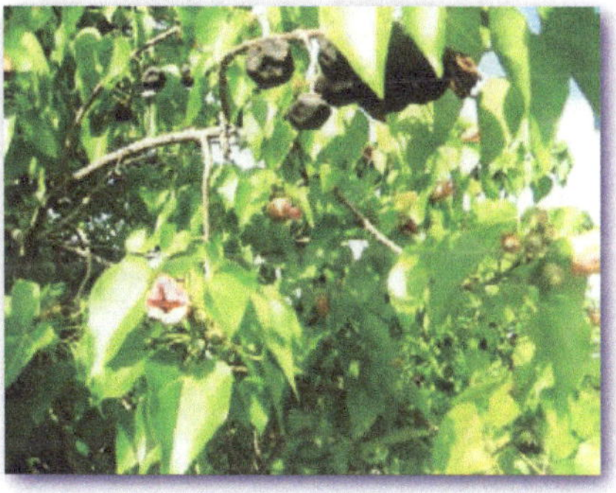

PROPRIÉTÉS

Anti-infectieuse+++

Antibactérienne+++

Antifongique++

Antivirale++

Tonique et stimulante

INDICATIONS

Infections ORL+++

Infections broncho-pulmonaires+++
(même chez le nourrisson)

Asthénie, surmenage

Dermatologie, soins anti-âge, eczéma, vergetures

Camomille noble

NOM LATIN : HE *Chamaemelum nobile*

PROVENANCE : France

OP : parties aériennes fleuries

SB : **angélates** *d'isobutyl, d'isoamyl, de metallyle, pinocarvone*

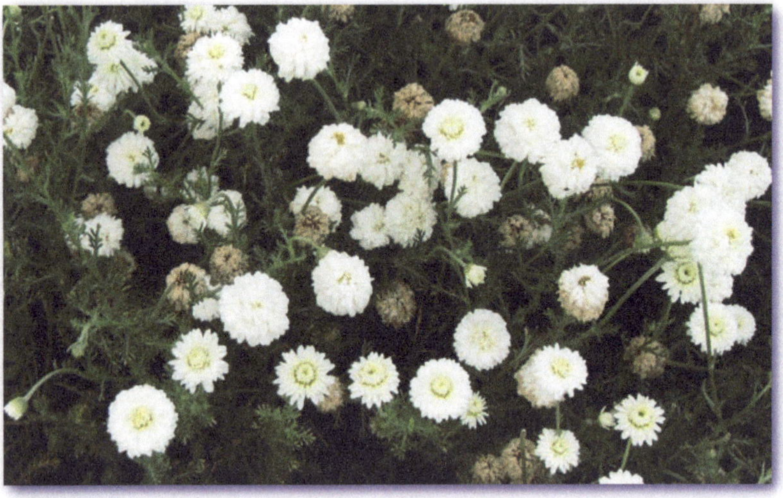

PROPRIÉTÉS

Antispasmodique puissant

Calmant du SNC

Préanesthésiante

Anti-inflammatoire

Antalgique

HA*

INDICATIONS

Préparation à l'intervention chirurgicale

Stress, anxiété, insomnie

Chocs émotionnels

Spasmes digestifs, coliques, aérophagie

Affections prurigineuses et/ou allergiques (eczéma, psoriasis, dermite, couperose)

Antalgique dentaire, névrite

Cannelle de Ceylan

NOM LATIN : HE *Cinnamomum zeylanicum*

PROVENANCE : Madagascar, Ceylan

OP : écorce

SB : **aldéhyde cinnamique** 70 %

"Dermocaustique"

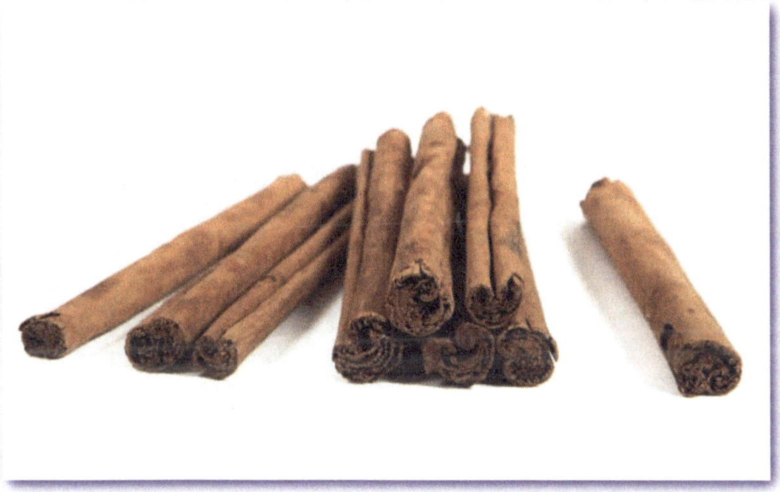

PROPRIÉTÉS

Anti-infectieux large spectre

Tonique, stimulant

INDICATIONS

Infections gastro-intestinales

Infections ORL et broncho-pulmonaires

Impuissance

Ciste ladanifère

NOM LATIN :
HE *Cistus ladaniferus*

PROVENANCE :
Espagne, Portugal, Maroc

OP : rameaux

SB : α-pinène (50 %), triméthylcyclohexanone (2 %)

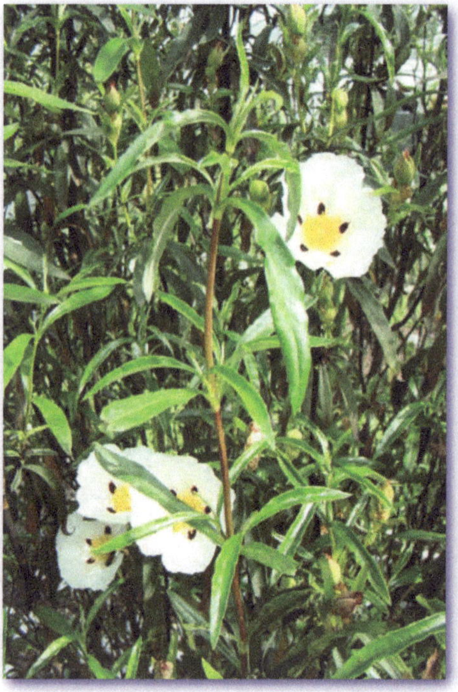

"C'est une gomme-résine, elle est donc comme la myrrhe et l'encens"

PROPRIÉTÉS

Anti-infectieux

Antivirale+++

Antihemorragique puissante+++ (coagulant – cicatrisant)

Antiartéritique+++

Régulatrice neurovégétative

INDICATIONS

Maladies infantiles **(rougeole, scarlatine, coqueluche, varicelle)**

Maladies virales+++

Maladies auto-immunes++++

Hémorragies+++ (épistaxis)

Dystonie neurovégétative

Gommes-résines

(Ciste, Myrrhe, Encens)

"Caractère sacré, biblique"

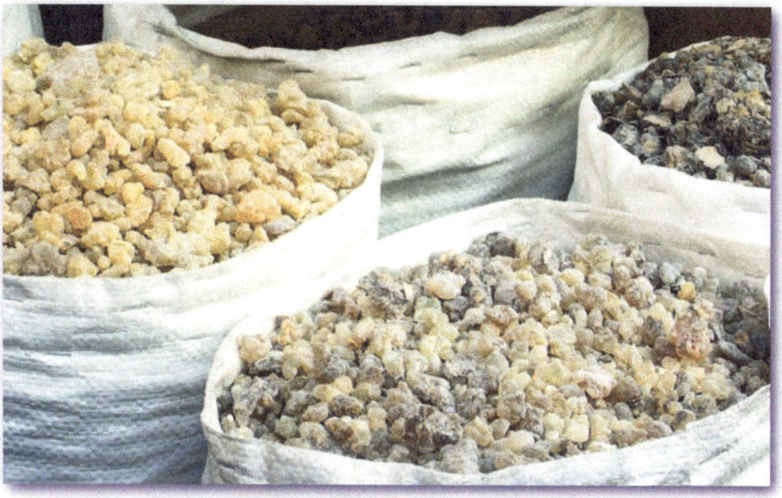

PROPRIÉTÉS

De toutes les « gommes-résines » :

Antidégénératives

Désclérosantes

Cicatrisantes

Immunostimulantes

Action centrale sur les rythmes (réordonnancement intérieur physique, biologique, émotionnel et psychique)

Restructurantes

INDICATIONS

De toutes les « gommes-résines » :

Anti-inflammatoire vasculaire (crevasses, coupures, plaies saignantes, épistaxis+++, escarres, ulcères putrides…)

Maladies auto-immunes++++ (rectocolite hémorragique, polyarthrite rhumatoïde, sclérose en plaques)

Régulation immunitaire

Citron jaune

NOM LATIN : ESS *Citrus limonum*

PROVENANCE : Italie

OP : zeste (péricarpe)

SB : limonène 75 % (MT 92 %)

"HE de l'enfant et de la femme enceinte"

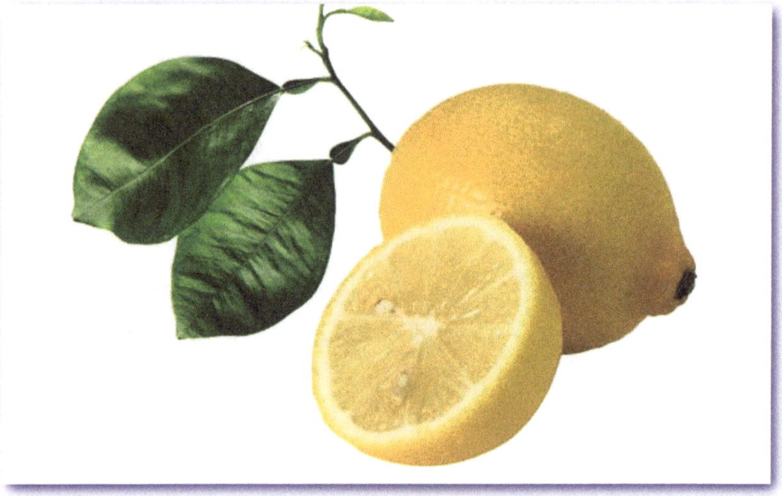

PROPRIÉTÉS

Régulateur hépatique

Antivomitif

Antiseptique atmosphérique

Anti-infectieux

Vit P-*like*

INDICATIONS

Insuffisance hépatique et digestive

Mal des transports

Nausées femme enceinte

Désinfection de l'air

Citronnelle de java

NOM LATIN :
HE *Cymbopogon winterianus*

PROVENANCE : Vietnam

OP : herbe

SB : citronellal (Ald 44 %), géraniol 18 %

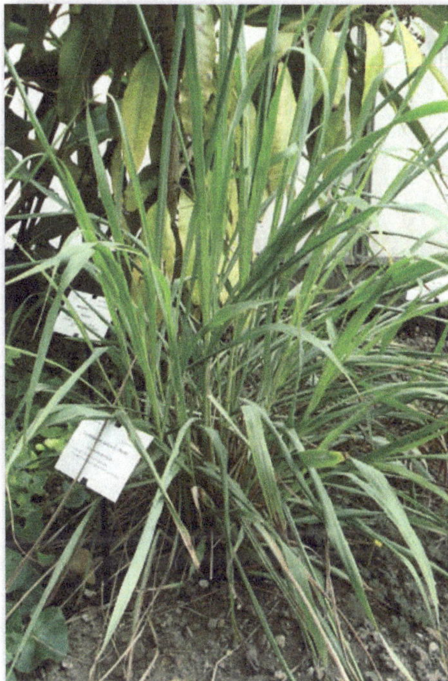

PROPRIÉTÉS

Anti-infectieux (géraniol)

Anti-inflammatoire percut

Insectifuge

Antiseptique aérien

INDICATIONS

Dermatologie : acné

Rhumatologie : rhumatismes, arthrite

Éloigne les insectes

Myrrhe amère

NOM LATIN : HE *Commiphora myrrha var. molmol*

PROVENANCE : Somalie

OP : gomme résine

SB : *furanoeudesma 1,3 diène*, curzérène, furanodiène (SQ 90 %)

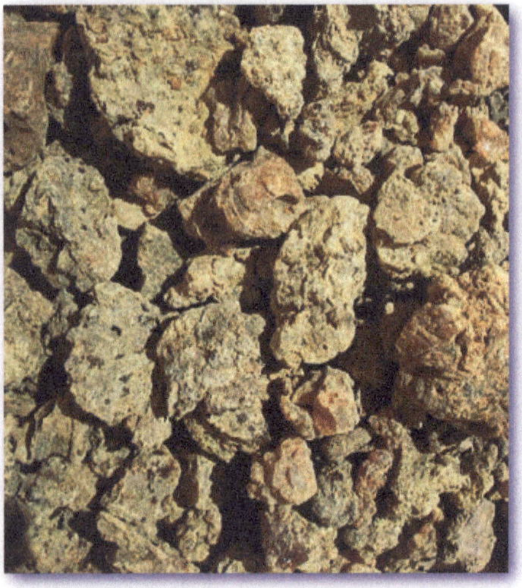

"Antalgique structuralement proche de la morphine ; active sur les récepteurs opiacés"

PROPRIÉTÉS

Antalgique puissante +++

Anti-infectieuse, **Antivirale** +++

Hormon-like : thyréomodératrice

Anaphrodisiaque

Anti-inflammatoire (bloque l'interleukine 1)

INDICATIONS

Douleurs articulaires +++

(quand la douleur est partout, quand le mouvement s'arrête…)

Herpès, hépatites virales, aphtes

Hyperthyroïdie, excitation sexuelle

Hyperœstrogénie

! Propriétés générales des gommes-résines (voir Ciste)

Cyprès

NOM LATIN :
HE *Cupressus sempervirens*

PROVENANCE : Maroc

OP : rameaux

SB : α-pinène (50 %) (MT 82 %), cedrol (3 %)

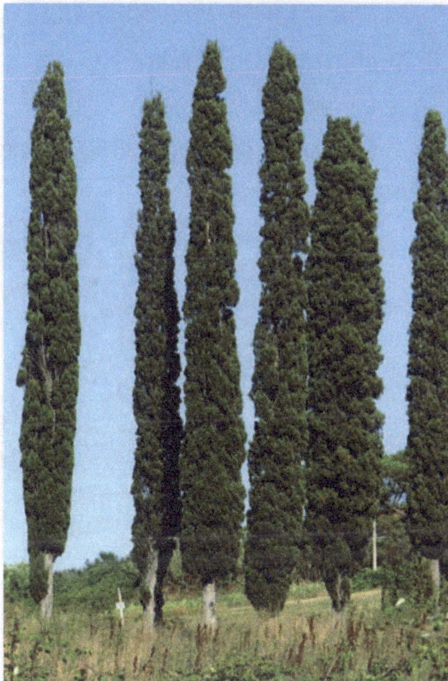

PROPRIÉTÉS

Décongestionnant veineux, +++
lymphatique, prostatique

Vasoconstricteur

Antitussif

Régulateur SNA

Régulateur transpiration

HA*

INDICATIONS

Varices, hémorroïdes

Œdème des membres inférieurs

Cellulite

Toux sèche et spasmodique

Épinette noire

NOM LATIN : HE *Picea mariana*

PROVENANCE : Canada

OP : aiguilles

SB : acétate de bornyle (35 %), α-pinène (15 %) (MT 50 %)

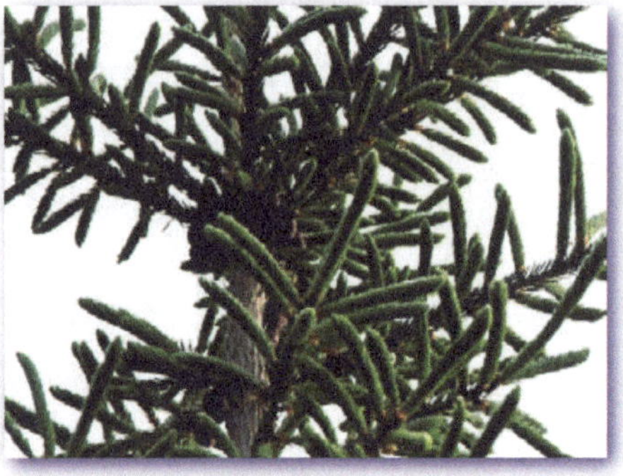

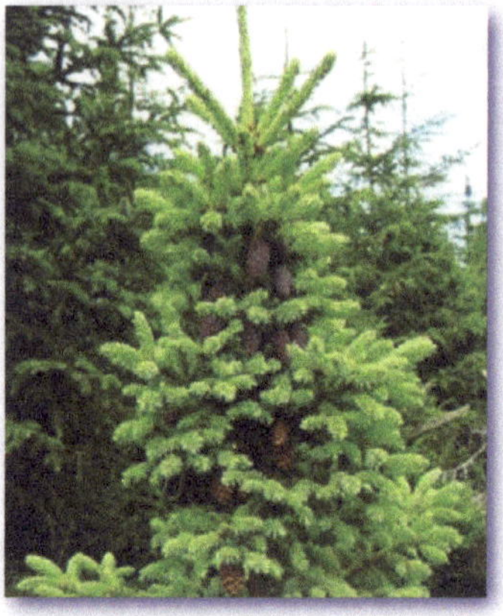

PROPRIÉTÉS

Antispasmodique

Hormon-like :

- **Cortison-like** (stimule la surrénale)
- Stimule des gonades
- Stimule la thyroïde

Tonique général, neurotonique

Recharge du plexus solaire

Anti-inflammatoire

Anti-infectieuse

INDICATIONS

Spasmes du plexus solaire+++

spasmophilie

Bronchites

Fatigue profonde, asthénie, « coup de pompe »+++

Andropause

Action sur les émotions

Estragon

NOM LATIN :
HE *Artemisia dracunculus*

PROVENANCE : Europe

OP : parties aériennes

SB : *méthylchavicol (80 %),* ocimènes, limonène, **coumarines (traces)**

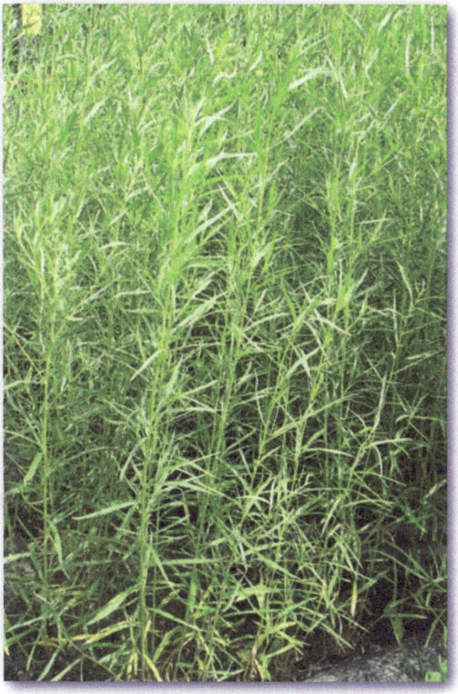

"HE puissante"

PROPRIÉTÉS

Antispasmodique+++ neuromusculaire

Antivirale

Antiallergique

Antalgique

INDICATIONS

Spasmes +++

Spasmophilie++++

Aérophagie, colites inflammatoires et spasmodiques

Spasmes hépato-biliaires

Problèmes digestifs

Névrites, sciatique

Allergies respiratoires

Basilic

Méthylchavicol 90 % (Vietnam)

Spasmes de l'introverti,
l'individu « qui rumine »

Le sujet hépatique est « rêveur »

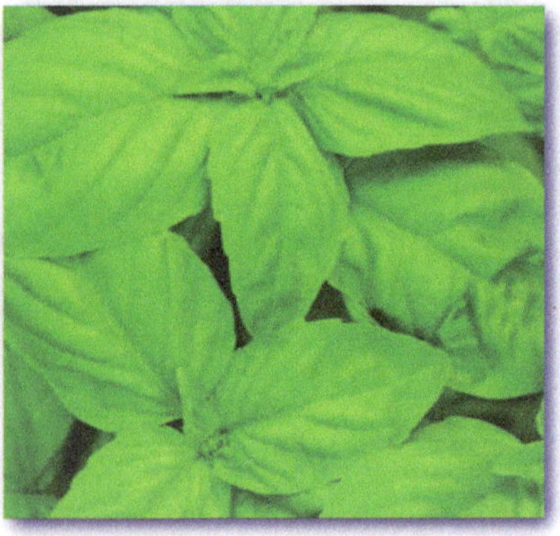

Estragon

Méthylchavicol 75 %

Spasmes type
« tics nerveux »

Artémis = diane chasseresse
(Artemisia)

La flèche de Diane
est « rancunière »

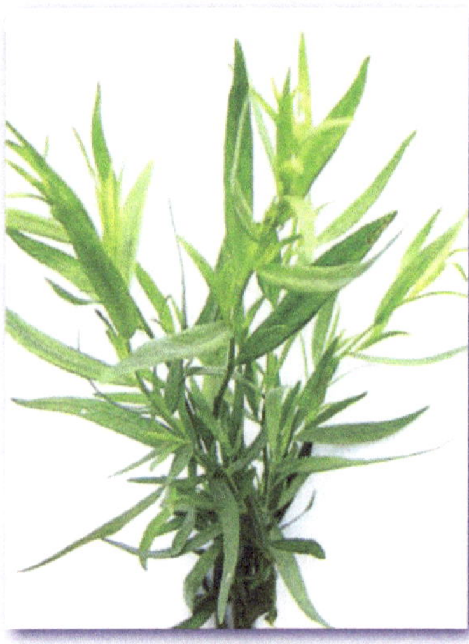

Eucalyptus citronné

NOM LATIN : HE *Eucalyptus citriodora*

PROVENANCE : Chine

OP : feuilles

SB : citronnelal (70 % Ald.)

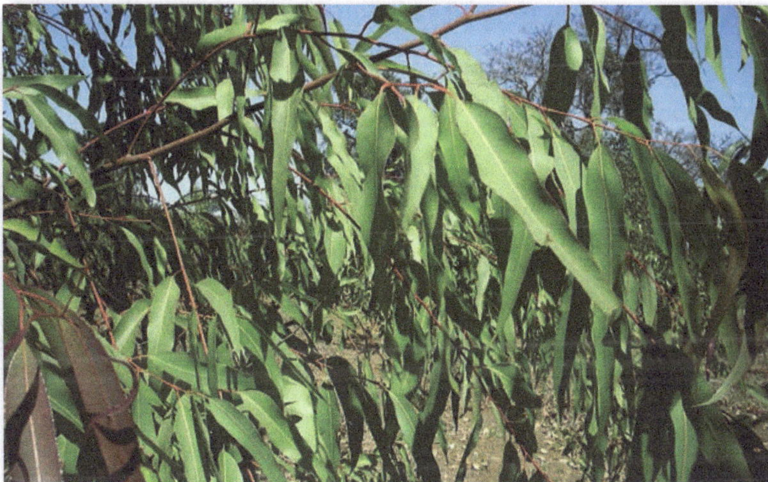

PROPRIÉTÉS

Anti-inflammatoire

Antalgique

Myorelaxant

Régulateur SNC (sédatif)

INDICATIONS

Rhumatismes

Arthrose, arthrite, tendinites...

Élongations, courbatures, lumbago, contractures, déchirures, torticolis

Eucalyptus globuleux

NOM LATIN : HE *Eucalyptus globulus*

PROVENANCE : Espagne

OP : feuilles

SB : 1,8 cinéole (oxydes 65 à 80 %)

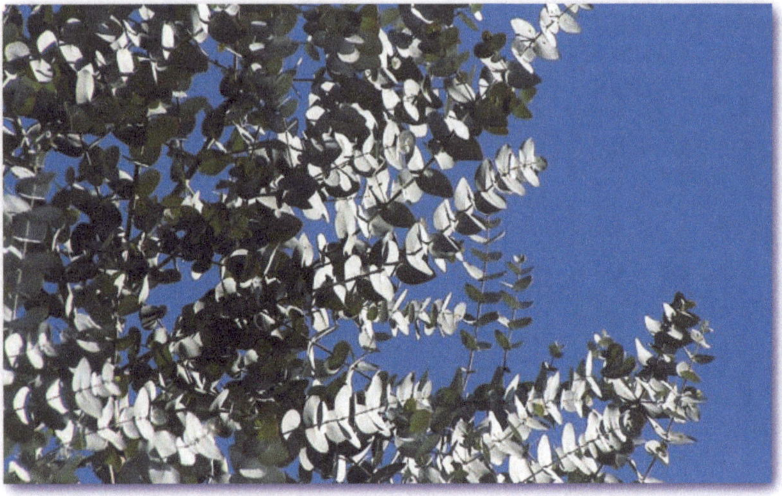

PROPRIÉTÉS :

Broncho-pulmonaire voies basses

Antiseptique respiratoire

Anti catarrhale

Mucolytique

INDICATIONS :

Bronchites,

Pathologies pulmonaires

Rhino-pharyngite

Eucalyptus radié

NOM LATIN : HE *Eucalyptus radiata*

PROVENANCE : Australie

OP : feuilles

SB : 1,8 cinéole (oxydes), α-terpinéol

"HE plutôt pédiatrique"

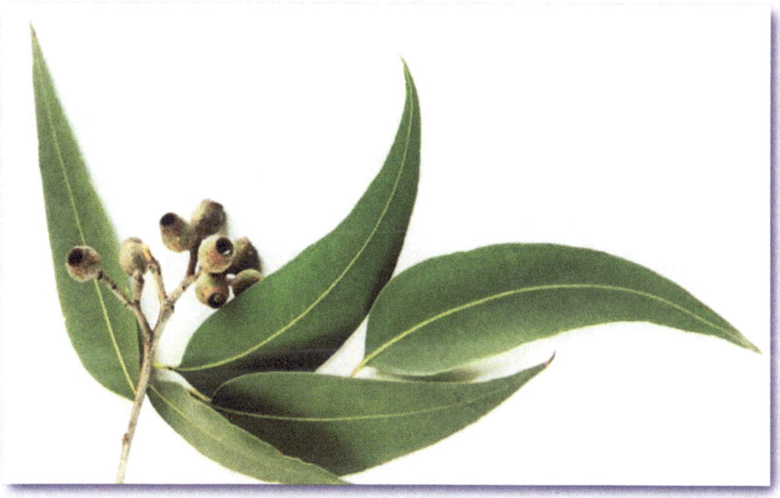

PROPRIÉTÉS

Broncho-pulmonaire voies hautes (ORL)

Antiseptique respiratoire

Antiseptique atmosphérique

Anti-inflammatoire

Antispasmodique

INDICATIONS

Sinusite, rhinite, otite, bronchites, grippe, toux

Assainissant de l'air

Gaulthérie couchée

(Wintergreen)

NOM LATIN : HE *Gaultheria procumbens*

PROVENANCE : Australie

OP : feuilles

SB : salicylate de méthyle (99,79 %)

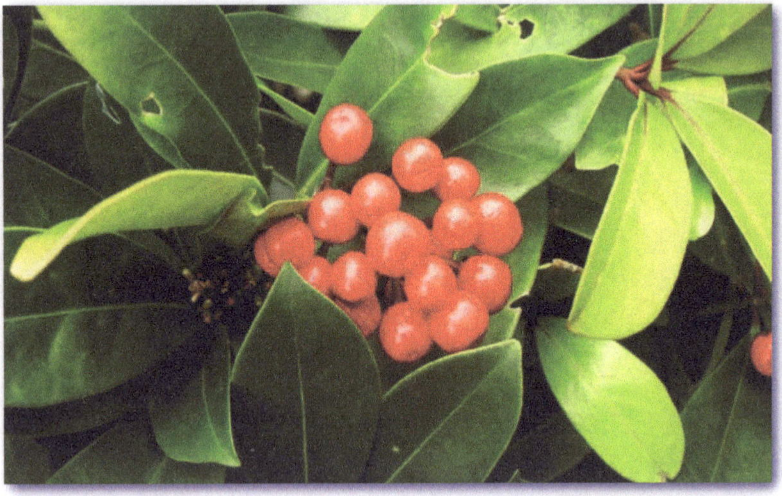

PROPRIÉTÉS

Anti-inflammatoire
(note vasculaire)
Douleur
Chaleur
Rougeur
tuméfaction
Antalgique
Antispasmodique

INDICATIONS

Rhumatismes, arthrose, tendinite
Hématome

Genévrier

NOM LATIN : HE *Juniperus communis var erecta*

PROVENANCE : France

OP : rameaux à baies

SB : salicylate de méthyle (99,79 %)

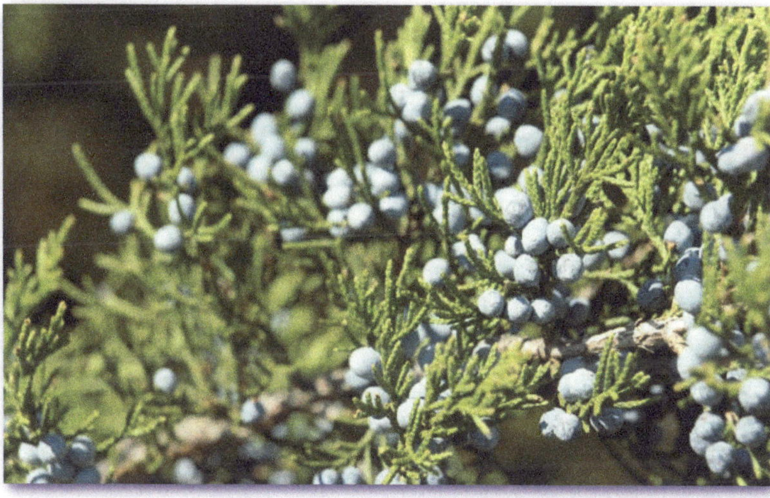

PROPRIÉTÉS

Anti-inflammatoire

Antalgique

Antispasmodique

Antiputride

Purificateur du filtre rénal

HA*

INDICATIONS

Rhumatismes, arthrose, arthrite, névrite, sciatique

Colite inflammatoire

Colite fermentaire

Cellulite

Géranium bourbon

NOM LATIN : HE *Pelargonium roseum*

PROVENANCE : Madagascar, La Réunion

OP : feuilles

SB : citronellol, geraniol (Mtols 50 %), esters

"Majeure de la peau avec Lavandula"

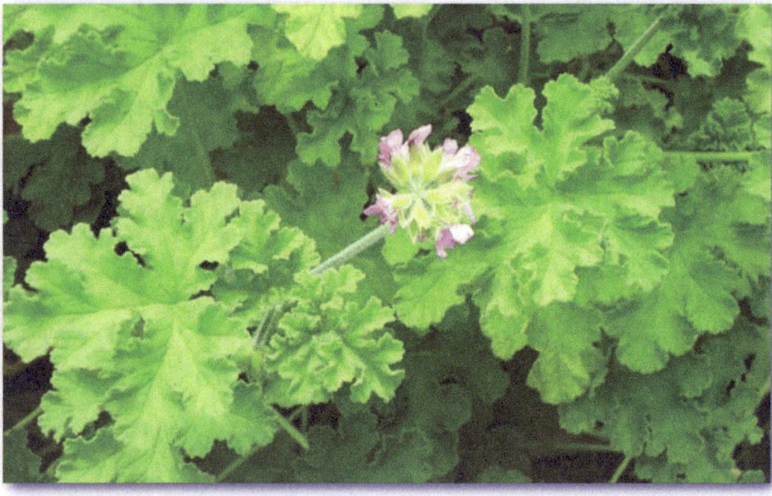

PROPRIÉTÉS

Antibactérien

Antifongique

Hémostatique

Tonique

Astringent cutané

INDICATIONS

Dermatologie (eczéma, impétigo, acné, brûlure, vergeture, couperose, soins esthétiques…)

Mycoses cutanées et gynéco

Épistaxis, hémorroïdes

Asthénie, stress, anxiété

Gingembre

NOM LATIN : HE *Zingiber officinale*

PROVENANCE : Chine, Indonésie, Sri Lanka

OP : rhizomes

SB : *α-zingibérène (40 %), β-sesquiphéllandrène*

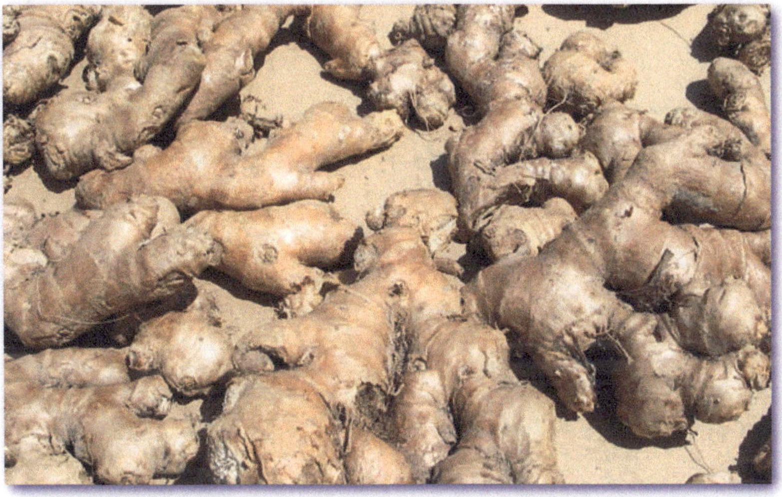

PROPRIÉTÉS

Tonique digestive (anti-ulcère)

Stomachique

Carminative+++

Tonique sexuelle **aphrodisiaque+++**

Antalgique++

Anticatarrhale, expectorante

INDICATIONS

Météorisme, dyspepsie, constipation+++

Impuissance+++

Rhumatismes++

Bronchite +

Tonique physique

Giroflier

NOM LATIN : HE *Eugenia caryophyllata*

PROVENANCE : Madagascar

OP : clou (bouton floral)

SB : eugenol, (80 %), acétate d'eugenyle

"Sainte Eugénie, patronne des accoucheuses !"

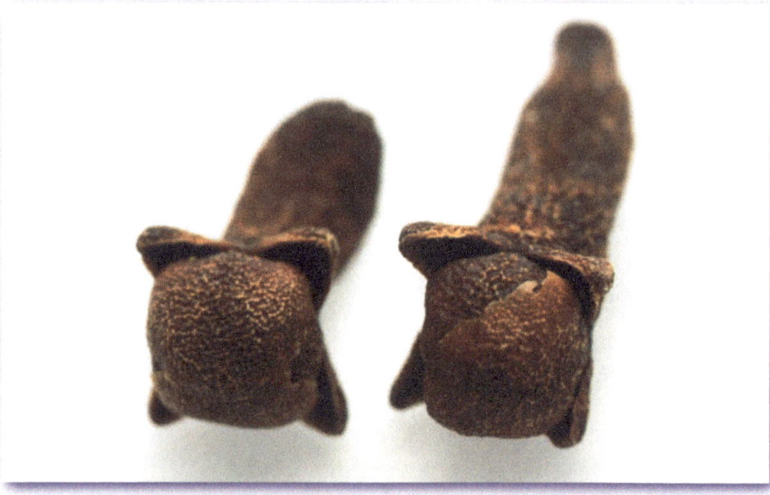

PROPRIÉTÉS

Anti-infectieux puissant (bactéricide, fongicide, virucide, parasiticide)

Antalgique dentaire +++

Tonique nerveux

Tonique sexuel

Tonique utérin

INDICATIONS

Infections dentaires (abcès, aphtes)

Infections intestinales, urinaires, respiratoires

Maladies tropicales (malaria, amibiase)

Asthénie intellectuelle et sexuelle

Aide à l'accouchement

Mycoses cutanées

Hélichryse italienne

NOM LATIN :
HE ***Helichrysum italicum***

PROVENANCE : Corse

OP : parties aériennes fleuries (PAF)

SB : acétate de néryle,
diones (7 %)

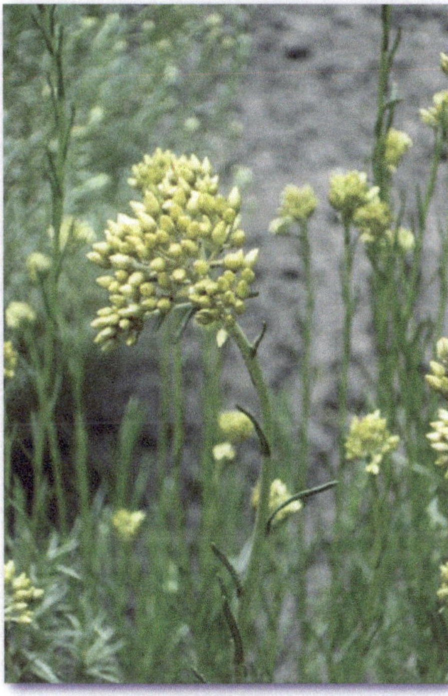

"Le plus puissant anti-hématome connu!"

PROPRIÉTÉS

Anti-hématome puissant

Anticoagulant, fluidifiant sanguin

Activateur de la micro-circulation artérielle

Anti-phlébitique

Spasmolytique vasculaire

Anti-inflammatoire, antalgique, cicatrisant

INDICATIONS

Hématomes phlébite, œdème

Couperose, varicosités

Rhumatismes

Syndrome de Raynaud

Laurier noble

NOM LATIN : HE *Laurus nobilis*

PROVENANCE : Maroc

OP : feuilles

SB : 1,8 cinéole (30 %), acétate d' α-terpinyle

"Symbole de la victoire !"

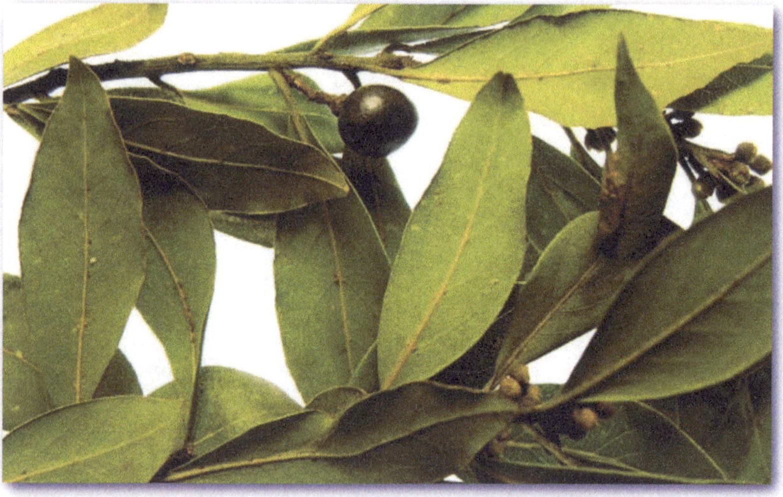

PROPRIÉTÉS

Anti-dégénérescent

antiputride

Anti-sclérosant

Antibactérien, antiviral, fongicide

Antalgique

Régulateur SNC

Neurotonique

HA*

INDICATIONS

Fermentations intestinales, colite, flatulence

Infections buccales (aphte, gingivite, odontalgie)

Nécroses, escarres

Rhumatismes, arthrite

Anxiété, dépression

Lavande aspic

NOM LATIN :
HE ***Lavandula spica*** (latifolia)

PROVENANCE : France, Espagne

OP : fleurs

SB : linalol (40 %),
1,8 cinéole (35 %),
camphre (10 %)

"L'HE des brûlures sévères"

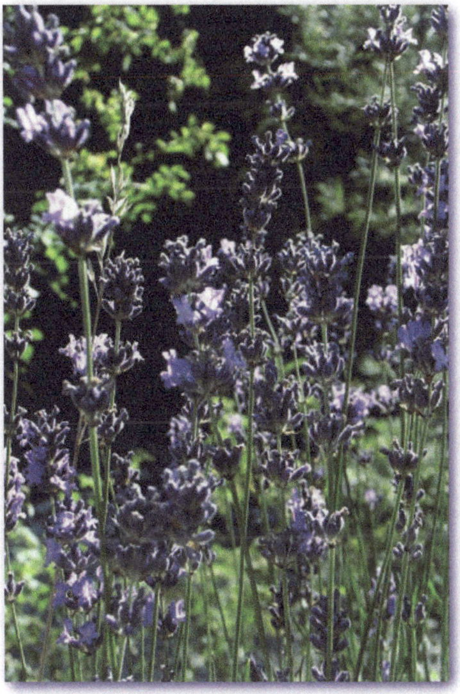

PROPRIÉTÉS

Expectorante et mucolytique

(oxydes + cétone)

Anti-infectieux doux, fongicide++, virucide+++

Cicatrisante +++

Antalgique

Anti-inflammatoire

INDICATIONS

Brûlures ++++

Piqûres de guêpe, méduse, scorpion, serpent.

Mycose (pied d'athlète)

Détoxifiant de tout ce qui est « antinaturel » plaies, ulcères, escarres, psoriasis

Rhumatismes, polyarthrite rhumatoïde

Lavande fine

NOM LATIN : HE *Lavandula vera (angustifolia)*

PROVENANCE : France

OP : fleurs

SB : acétate de linalyle (50 %), linalol (30 %)

"La maman rassurante"

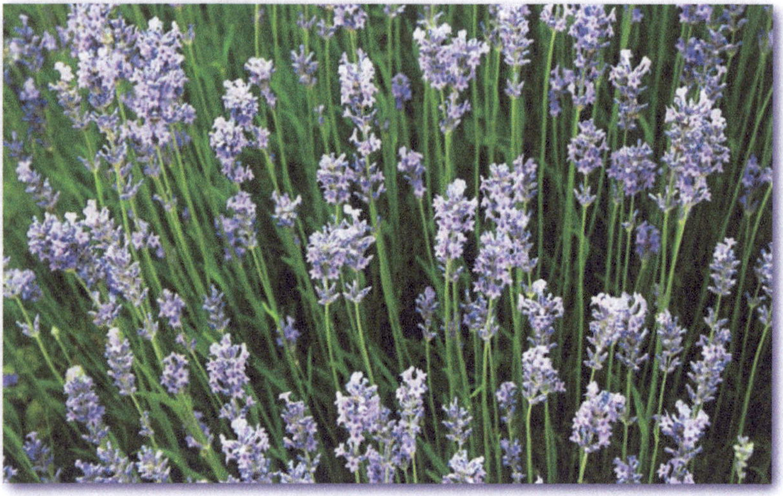

PROPRIÉTÉS

Antispasmodique puissant

Calmant, apaisant

Cicatrisant, régénérant cellulaire

Antalgique

Anti-inflammatoire

HA*

INDICATIONS

Stress, anxiété, dépression

Insomnie (enfant)

Dermatoses : eczéma, psoriasis, prurit, brûlure ***HA***

Rhumatismes, contractures musculaires, crampes, spasmophilie

Lavandin super

NOM LATIN :
HE *Lavandula hybrida*
clone super

PROVENANCE : France

OP : fleurs

SB : acétate de linalyle (50 %), linalol (40 %), camphre 5 %

"HE très proche L. vera, moins onéreuse"

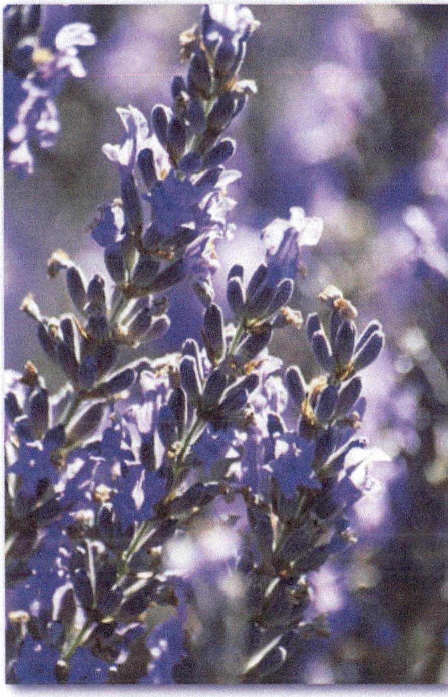

PROPRIÉTÉS

Antispasmodique puissant

Calmant, sédatif

Décontractant musculaire

Antalgique

Anti-inflammatoire

INDICATIONS

Crampe, contracture musculaire

Nervosité, insomnie

Dermatoses infectieuses ou allergiques (plaie, brûlure, escarre)

Poux de tête (prévention)

Les lavandes

> 2 types

LAVANDES SAUVAGES

L. vera

L. spica

L. stoechas

LAVANDES CULTIVÉES

L.officinalis (angustifolia)

Lavandes clonées :

- *abrialis*
- *super*
- *grosso*

> 2 spécificités

LAVANDES MENTALES

(Fort % d'esters)

L. vera

L. officinalis

L. Super

LAVANDES DÉTOXIFIANTES

(fort % d'oxydes et de cétones)

L. spica

(brûlures, rhumato.mucolytique)

L. abrialis

(muscle et circulation, kiné)

L. stoechas

(mucolytique pulmonaire, dermato)

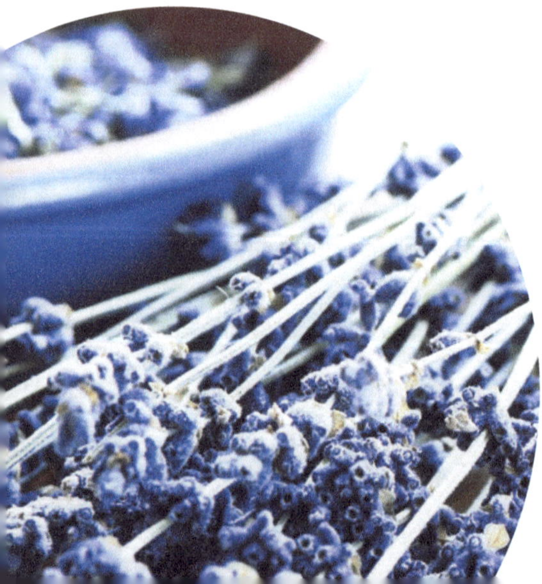

Lentisque pistachier

NOM LATIN :
HE *Pistacia lentiscus*

PROVENANCE : Corse, Maroc

OP : rameaux

SB : β-myrcène, α-pinène (MT 82 %), phéllandrènes

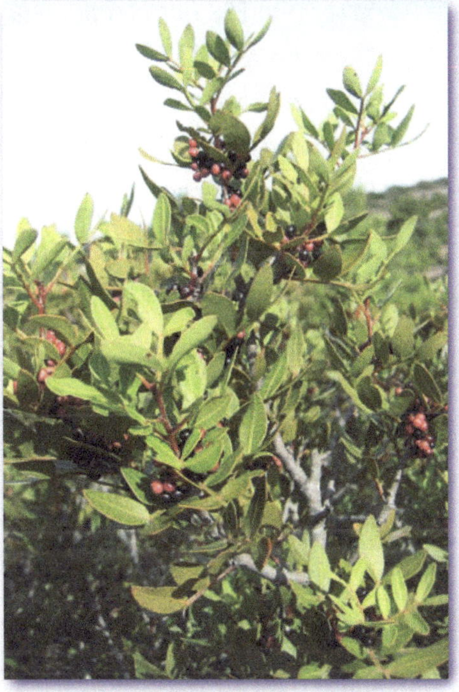

PROPRIÉTÉS

Décongestionnant veino-lymphatique+++

Décongestionnant prostatique++

Anti-inflammatoire

Cicatrisant

INDICATIONS

Congestions veineuses, lymphatiques, prostatiques

Drainages lymphatiques

Phlébotonique : phlébite, varices, ulcères variqueux, hémorroïdes, jambes lourdes

Mandarine rouge

NOM LATIN : ESS ***Citrus reticulata***

PROVENANCE : Italie

OP : zeste expressé

SB : limonène (MT96 %), γ-terpinène, composant azoté

Petit grain mandarine

"HE très pédiatrique"

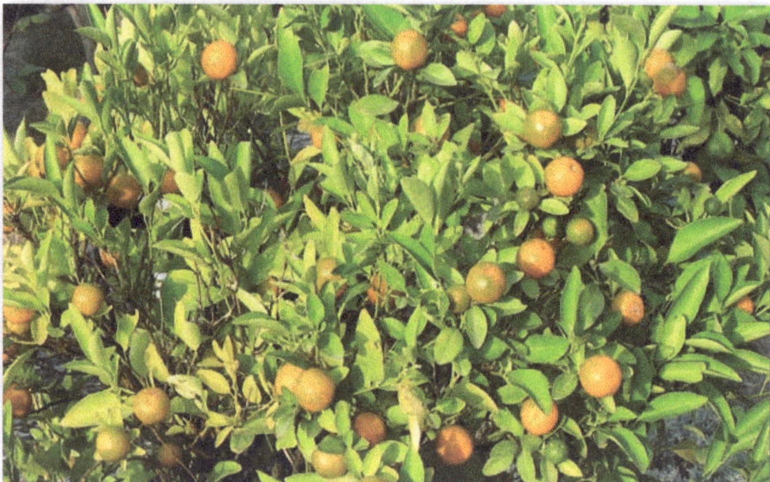

PROPRIÉTÉS

Tonique digestif

Calmant du SNC

Relaxant, sédatif, hypnotique léger

INDICATIONS

Calmante

Nervosité, insomnie, angoisse, stress, agitation

Dyspepsie, aérophagie

Palpitations

Marjolaine à coquilles

NOM LATIN : HE *Origanum majorana*

PROVENANCE : France

OP : parties aériennes fleuries (PAF)

SB : 4-terpinéol (30 %)

(45 % MT et 45 % Mtols, plus esters 4 %)

formule très équilibrée = équilibrante

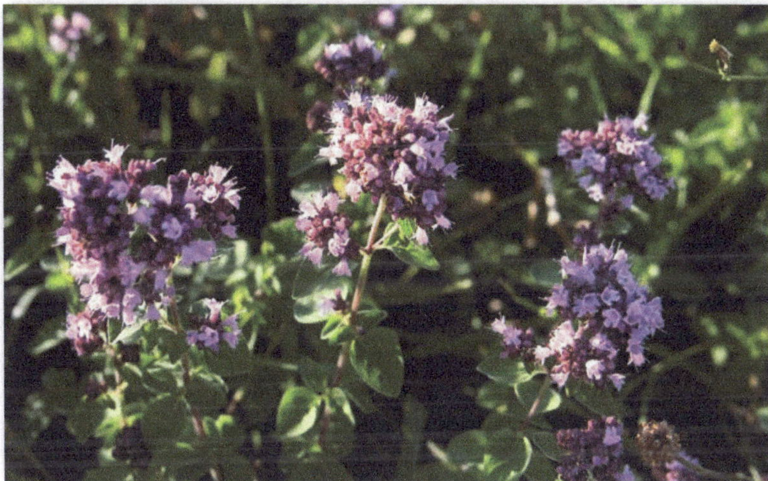

PROPRIÉTÉS

Antispasmodique

Tonique **et** Calmant

Neurotonique et rééquilibrant nerveux

Antalgique, anti-inflammatoire

INDICATIONS

Dystonies neurovégétatives

Agitation, excitation, stress, vertiges, irritabilité

Dépression

Menthe poivrée

NOM LATIN : HE *Mentha piperita*

PROVENANCE : France

OP : feuilles

SB : menthol (45 %), (iso)menthone (25 %)

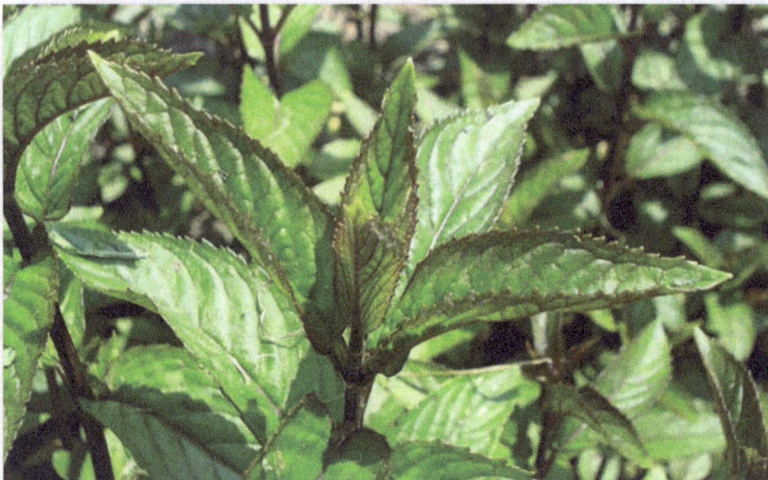

PROPRIÉTÉS

Tonique et stimulant

Digestif,
insuffisance hépatique
(cholérétique et cholagogue)

Antalgique, **(effet froid)**

anesthésiant local

Favorise la respiration cellulaire

HA*

INDICATIONS

Migraine, névrite

Asthénie physique et mentale

Nausées, vomissements

Hépato-protection

Sciatique, rhumatismes, zona

Myrte rouge

NOM LATIN :
HE *Myrtus communis*

PROVENANCE : Maroc

OP : rameaux

SB : 1,8 cinéole, α-pinène,
acétate de myrténylle

"Confusions avec M.communis (vert) Corse, sb 1,8 cinéole, pulmonaire"

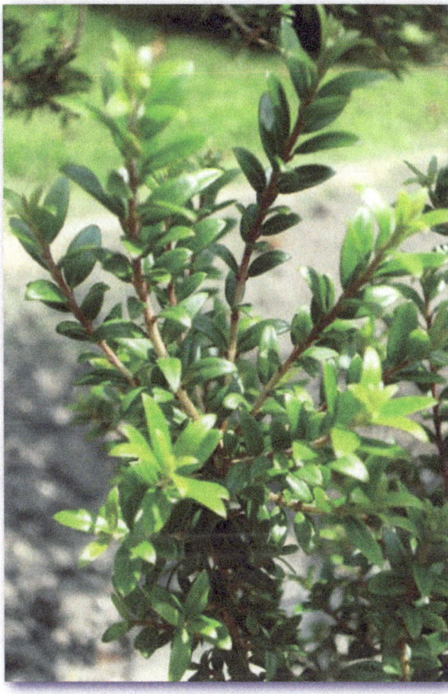

PROPRIÉTÉS

Décongestionnant veineux, lymphatique et prostatique

antispasmodique

INDICATIONS

Circulation collatérale, lorsqu'il y a pléthore vasculaire ; varices, hémorroïdes

Drainage lymphatique

Niaouli

NOM LATIN : HE *Melaleuca quinquinervia*

PROVENANCE : Madagascar

OP : feuilles

SB : 1,8 cinéole (oxydes 50 à 65 %), viridiflorol

"Tous les melaleuques sont radioprotecteurs..."

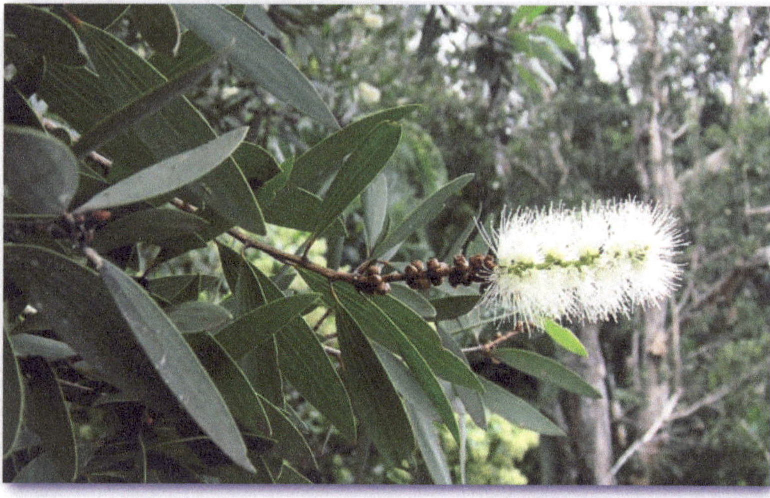

PROPRIÉTÉS

Antiviral puissant

Anti-infectieux

Décongestionnant veineux

Radioprotecteur

INDICATIONS

Infections respiratoires

Herpès, zona

Stases veineuses, hémorroïdes

Prévention brûlures par radiothérapie

Acné, psoriasis

Orange douce

NOM LATIN : ESS *Citrus sinensis*

PROVENANCE : Italie

OP : zeste (péricarpe)

SB : limonène (MT 96 %)

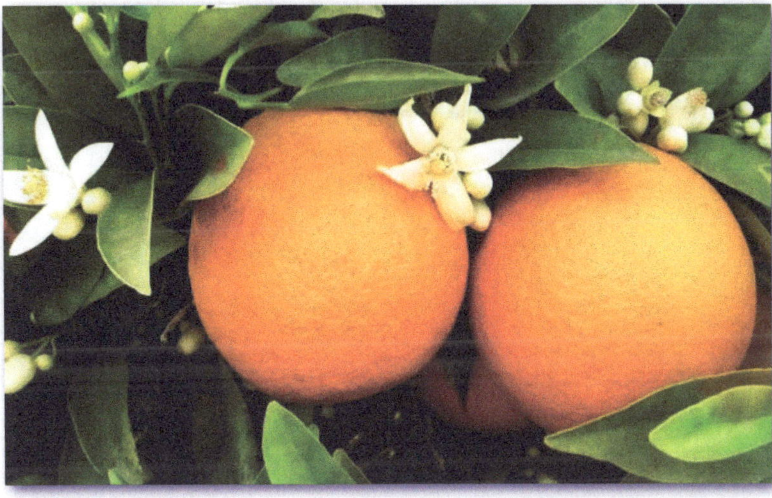

PROPRIÉTÉS

Calmante, sédative

Tonique digestif

INDICATIONS

Anxiété, nervosité, insomnie

Désinfection (en diffusion atmosphérique)

Troubles digestifs

Origan compact

NOM LATIN : HE *Origanum compactum*

PROVENANCE : Maroc

OP : P.A.F

SB : carvacrol (30 %), thymol (20 %), 40 % MT

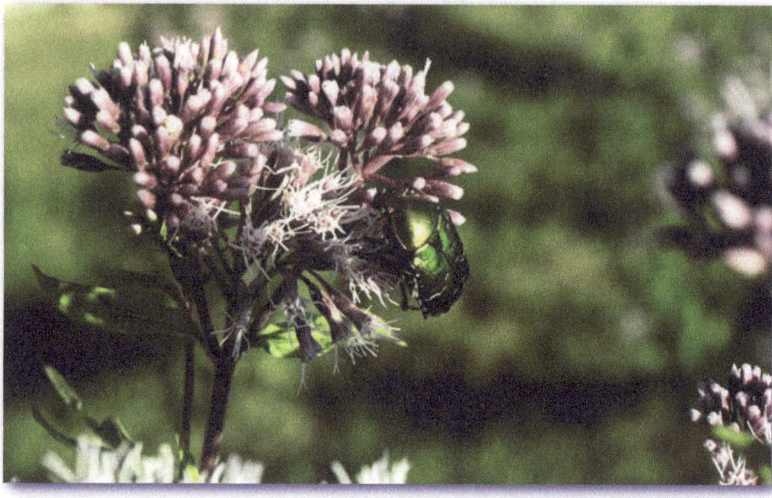

PROPRIÉTÉS

Anti-infectieux très puissant et très polyvalent

Tonique général

hyperthermisant

INDICATIONS

Anti-infectieux respiratoire, ORL, digestif, urinaire, cutané

Maladies tropicales (amibiase, paludisme, typhus)

Asthénie

Palmarosa

(Géranium des Indes)

NOM LATIN : HE *Cymbopogon martinii var motia*

PROVENANCE : Inde

OP : herbe

SB : géraniol (70-80 %), acétate de géranyle (10-20 %)

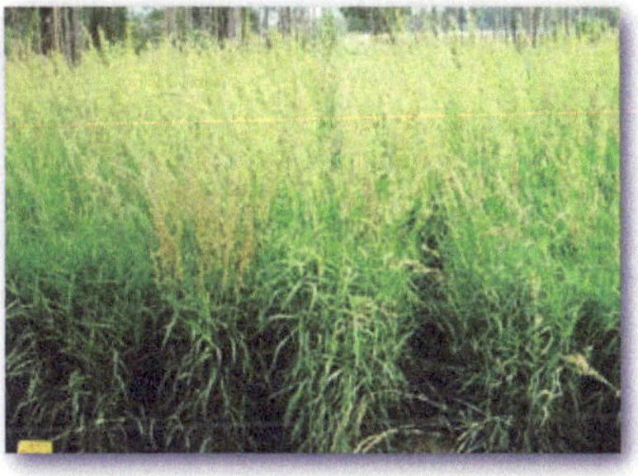

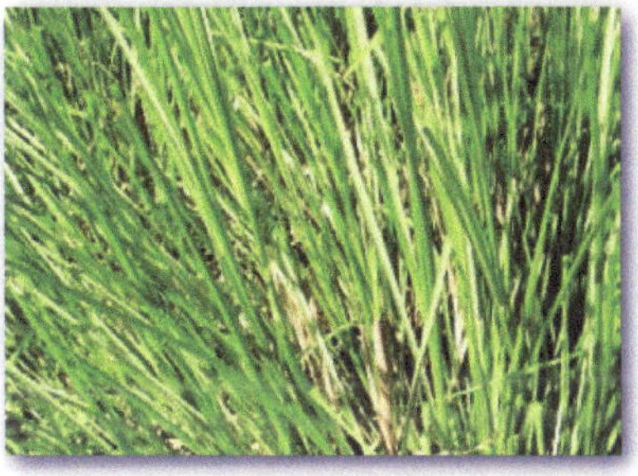

"Le géraniol (alcool) est le plus anti-infectieux des monoterpénols Toutes les citronnelles sont drainantes..."

PROPRIÉTÉS

Anti-infectieuse à spectre d'action très large+++ (antibactérienne, antifongique, antivirale)

Drainante du système ganglio-lymphatique+++

Drainante cardio-circulatoire

Tonique général (neuro-, utéro-, et cardiotonique)

INDICATIONS

Anti-infectieuse ORL pédiatrie (rhinopharyngites, sinusites, otites), respiratoire (bronchites), uro-génitale, cutanée (acné à staphylocoque blanc, eczéma sec ou suintant)

Cellulite

Dermatologie (acné, mycoses...)

Fatigue cardiaque, accouchement

Action « anti mauvaises odeurs » sur la transpiration

Petit grain bigarade

(Oranger amer)

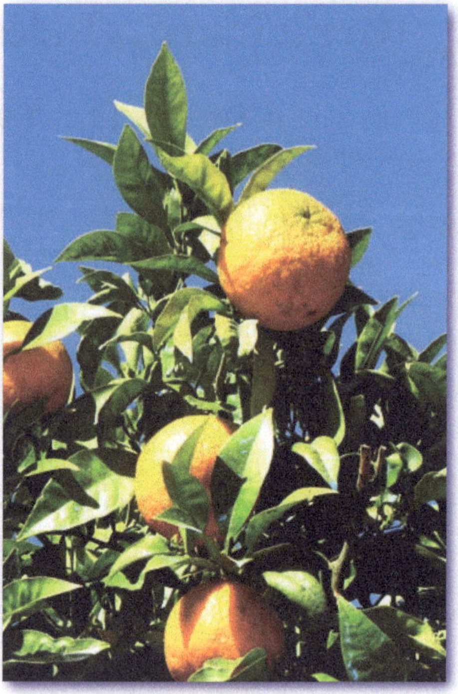

NOM LATIN :
HE *Citrus auriantum var amara*

PROVENANCE : Paraguay

OP : feuilles

SB : acétate de linalyle (50 %), linalol (25 %)

PROPRIÉTÉS

Antispasmodique +++

Rééquilibrant nerveux (sphère émotionnelle)

Anti-inflammatoire

Cicatrisant, régénérateur cutané

INDICATIONS

Spasmophilie

État dépressif, stress +++, insomnie, surmenage

Acné

Palpitations, arythmie

Pin sylvestre

NOM LATIN : HE *Pinus sylvestris*

PROVENANCE : France

OP : aiguilles

SB : pinènes, limonène (MT 80 %)

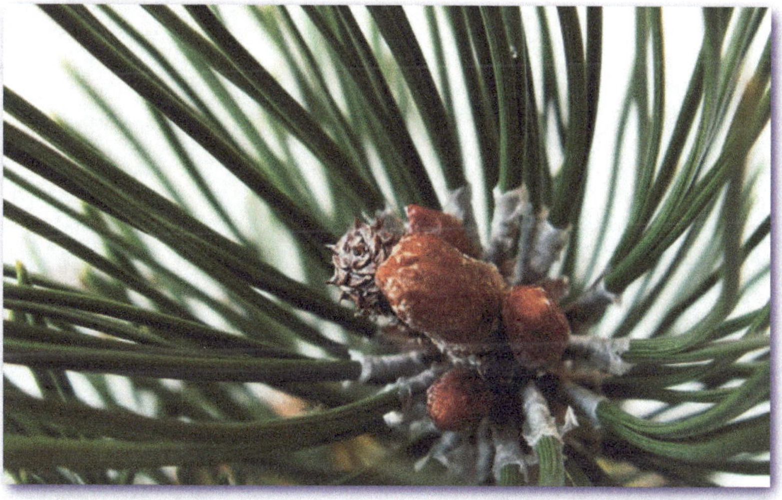

PROPRIÉTÉS

Antiseptique respiratoire

Cortisone-like

Tonique physique puissant

Neurotonique

Analgésique percutané

INDICATIONS :

Bronchite, toux, laryngite

Rhumatismes

Asthénie, épuisement nerveux

Ravintsara

NOM LATIN : HE *Cinnamomum camphora*

PROVENANCE : Madagascar

OP : feuilles

SB : 1,8 cinéole (60 %)

"Ne pas confondre avec l'ancienne appelation *Ravensara aromatica*"

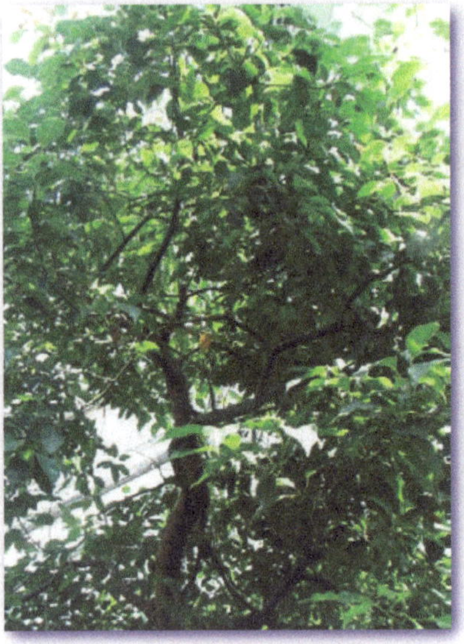

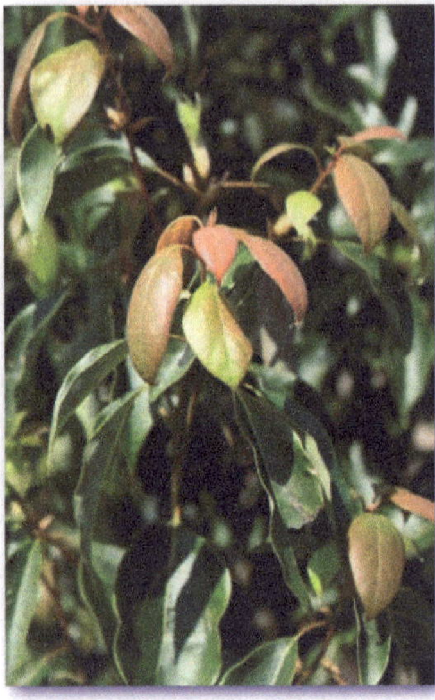

PROPRIÉTÉS

Antiviral puissant +++

immunostimulant

Anti-infectieux, antiseptique respiratoire

Neurotonique et stimulant

INDICATIONS

Infections virales (herpès, zona, grippe, mononucléose…)

Asthénie, épuisement physique et nerveux

Insomnie

Romarin à cinéole

NOM LATIN : HE *Rosmarinus* 1,8 cinéole

PROVENANCE : Maroc

OP : rameaux fleuris

SB : 1,8 cinéole 50 %, camphre 10 %, MT 25 %

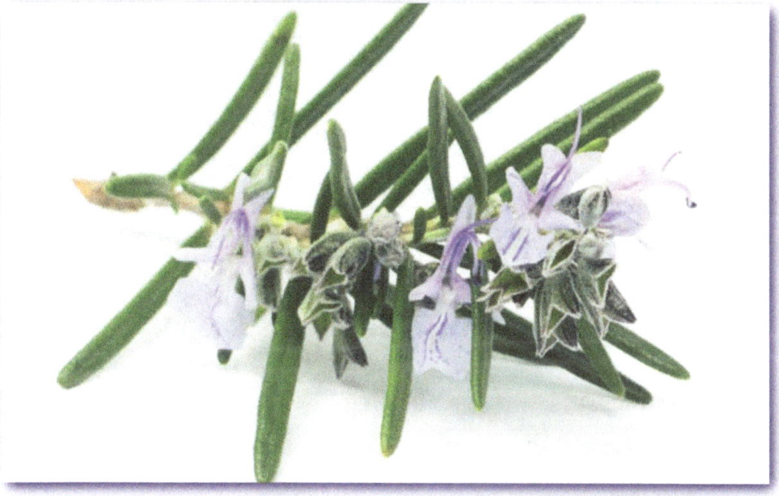

PROPRIÉTÉS

Mucolytique,

Expectorant

Protecteur et régulateur **hépatique**

Anti-infectieux

Tonique musculaire

Tonique veineux

Tonique cérébral

HA*

INDICATIONS

Affections pulmonaires de type infectieux ou inflammatoire, avec encombrement muqueux

Insuffisance hépatique

Romarin à verbénone

NOM LATIN :
HE *Rosmarinus officinalis* AB,V
(acétate de bornyle, verbénone)

PROVENANCE : Corse

OP : rameaux fleuris

SB : α-pinène (30 %), camphre (7 %), MT 55 %)
acétate de bornyle (10 %), verbénone (6 %)

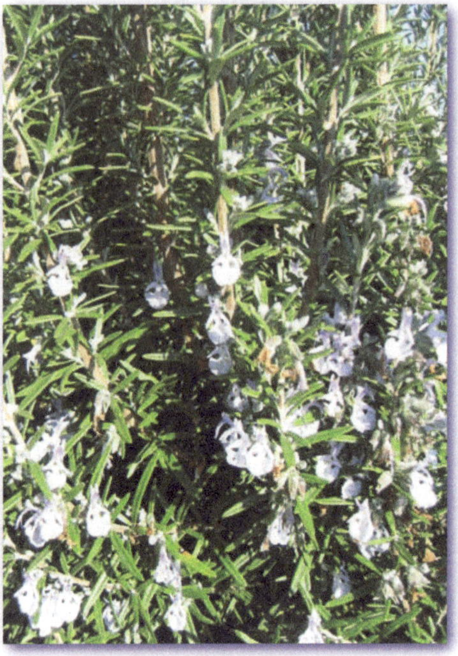

PROPRIÉTÉS

Protecteur et régulateur hépatique+++
Cholérétique (augmente la sécrétion de la bile)
Cholagogue (facilite l'écoulement de la bile)
Action muco-lipolytique
Anti-infectieux
Antispasmodique
Équilibrante endocrinienne
Équilibrante nerveuse
HA*

INDICATIONS

Insuffisance hépato-biliaire (détoxicante : cirrhose, hépatites)
Spasmes digestifs
Sinusites, bronchites, congestions pulmonaires
Fatigue nerveuse, dépression

Sapin baumier

NOM LATIN : HE *Abies balsamea*

PROVENANCE : Canada

OP : aiguilles

SB : pinènes (MT 60 %), acétate de bornyle 10 %

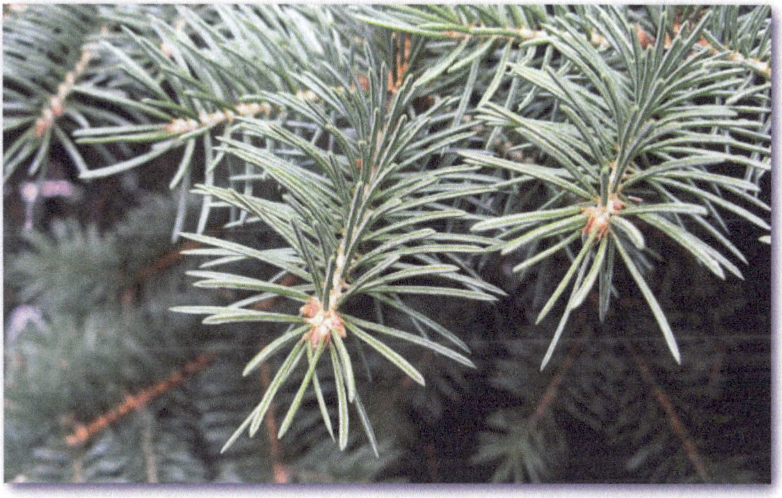

PROPRIÉTÉS

Antiseptique respiratoire

Antitussif, expectorant, oxygénant

Antalgique rhumatismal

Tonique général

INDICATIONS

Congestion des voies respiratoires

Bronchite aigüe ou chronique

Toux irritante, douloureuse, spasmodique

Antiseptique aérien

Arthrose, arthrite, tendinite, raideur articulaire

Saro

(Mandravasarotra)

NOM LATIN : HE *Cinnamosma fragrans*

PROVENANCE : Madagascar

OP : feuilles

SB : 1,8 cinéole, sabinène, 4-terpinéol

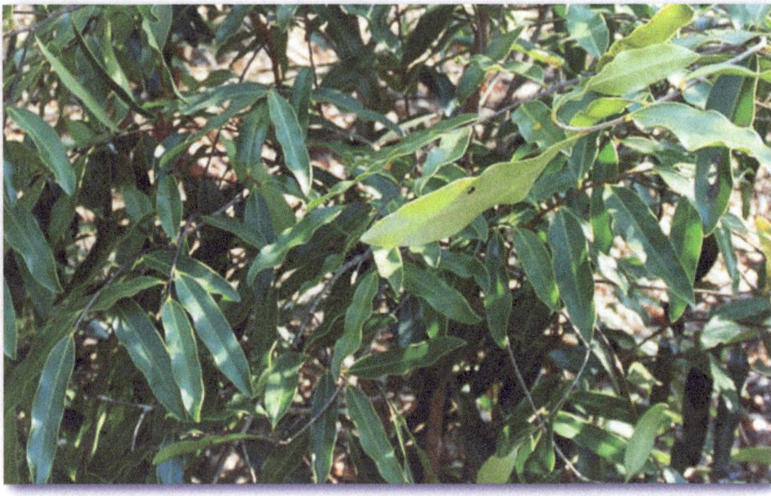

PROPRIÉTÉS

Antiviral puissant

Immunostimulant

Anti-infectieux, antiseptique respiratoire

Neurotonique

INDICATIONS

Prévention des affections hivernales, surtout virales

Affections respiratoires, et ORL

Convalescence de maladie infectieuse

Sarriette des montagnes

NOM LATIN : HE *Satureja montana*

PROVENANCE : France

OP : parties aériennes fleuries (P.A.F)

SB : carvacrol 40 %, p-cymène 20 % (MT 50 %)

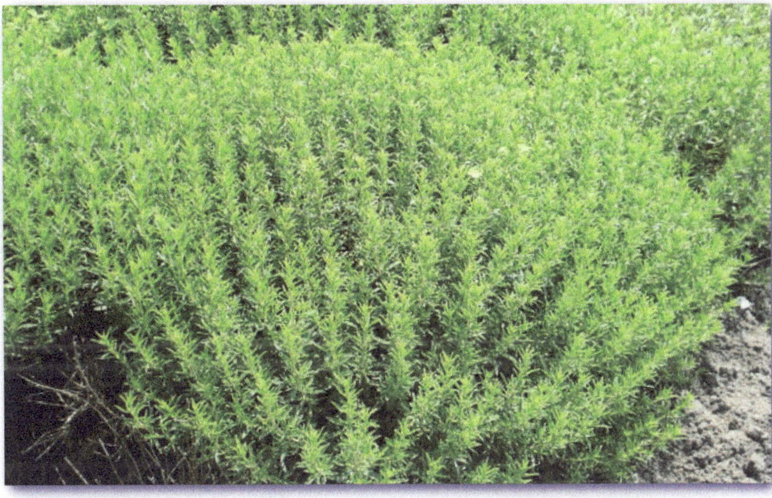

PROPRIÉTÉS

Anti-infectieux majeur

Immunostimulant

Antalgique percutané local

Capteur de toxines

Tonique et stimulant

HA*

INDICATIONS

Infections pulmonaires, intestinales, génito-urinaires

Rhumatismes

Asthénies :

(nerveuses, physiques,sexuelles)

Tea tree

NOM LATIN : HE *Melaleuca alternifolia*

PROVENANCE : Australie

OP : feuilles

SB : 4-terpinéol (40 %), γ-terpinène (20 %), oxydes 5 %

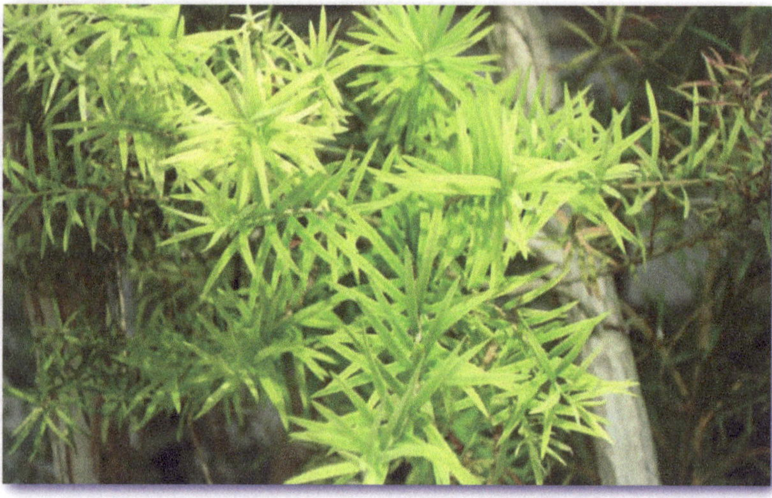

PROPRIÉTÉS

Anti-infectieux polyvalent, large spectre +++

Fongicide

Immunostimulant

Radioprotecteur

INDICATIONS

Infections buccales (aphte, gingivite, abcès…)

Infections ORL, respiratoires, génito-urinaires

Mycoses cutanées, vaginales

Prévention des brûlures cutanées par radiothérapie

Thym à linalol

NOM LATIN : HE *Thymus vulgaris linaloliferum*

PROVENANCE : France

OP : parties aériennes fleuries (P.A.F)

SB : linalol 70 %

"Ne pas confondre avec T. Zygis : thym d'Espagne, linalol 30 % "

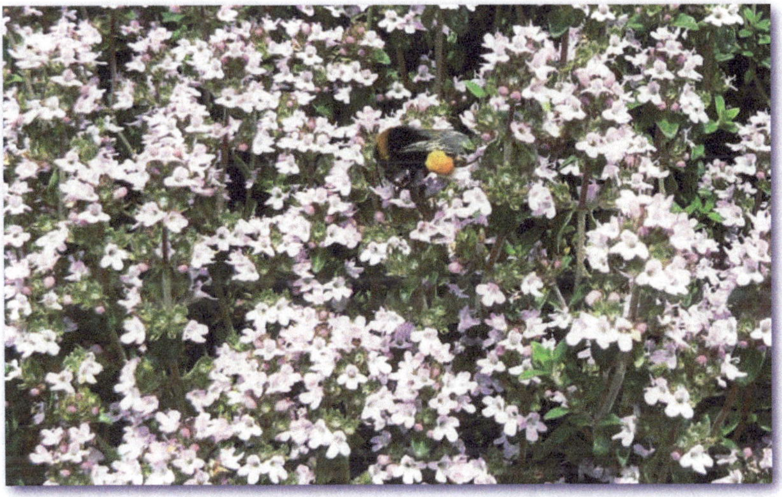

PROPRIÉTÉS

Antibactérien doux

Immunostimulant

Stimulant psychique

INDICATIONS

Infections buccales, broncho-pulmonaires et urinaires (stomatite, bronchite, cystite…)

Fatigue nerveuse

Le thym "pédiatrique", pour adolescent timide et boutonneux, avec difficultés de communication…

Thym à thymol

NOM LATIN : HE *Thymus vulgaris thymoliferum*

PROVENANCE : France, Espagne

OP : parties aériennes fleuries (P.A.F)

SB : **thymol 30 %,** p-cymène (MT 50 %)

"Ne pas confondre avec T. Zygis : thym rouge d'Espagne, thymol 50 %"

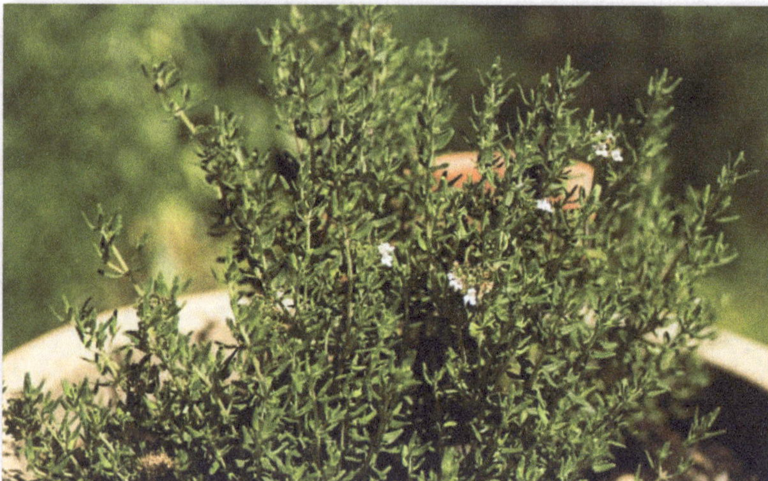

PROPRIÉTÉS

Antibactérien puissant +++

Immunostimulant

Stimulant et régénérateur hépatocytaire

(éliminateur de toxines)

Neurotonique

INDICATIONS

Pathologies infectieuses *HA*

(angine, bronchite, otite, sinusite, stomatite…)

Infections pulmonaires et intestinales

Asthénie, troubles nerveux

Maladie de Raynaud (extrémités froides)

Ylang-ylang

NOM LATIN :
HE *Cananga odorata*

PROVENANCE : Madagascar

OP : fleurs

SB : germacrène D (30 %), esters (25 %), composés azotés
= benzoate de Methyle, acétate de benzyle…

"Distillation complète (10 à 20 h) = totum : la seule HE thérapeutique"

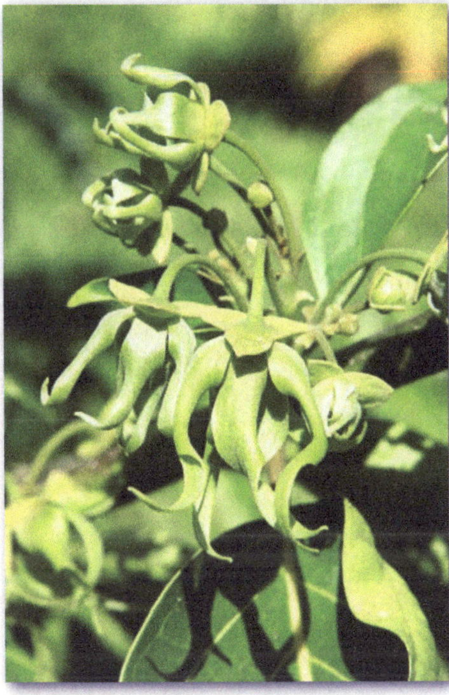

Le relâchement…"Tahiti, les tropiques…"

PROPRIÉTÉS

Relaxant nerveux, sédatif

Tonique sexuel féminin

Aphrodisiaque

Anti-arythmique

Anti-inflammatoire

INDICATIONS

Asthénie sexuelle, perte de la libido

Hypertension artérielle

Tachycardie

Soin du cuir chevelu

Soins palliatifs…

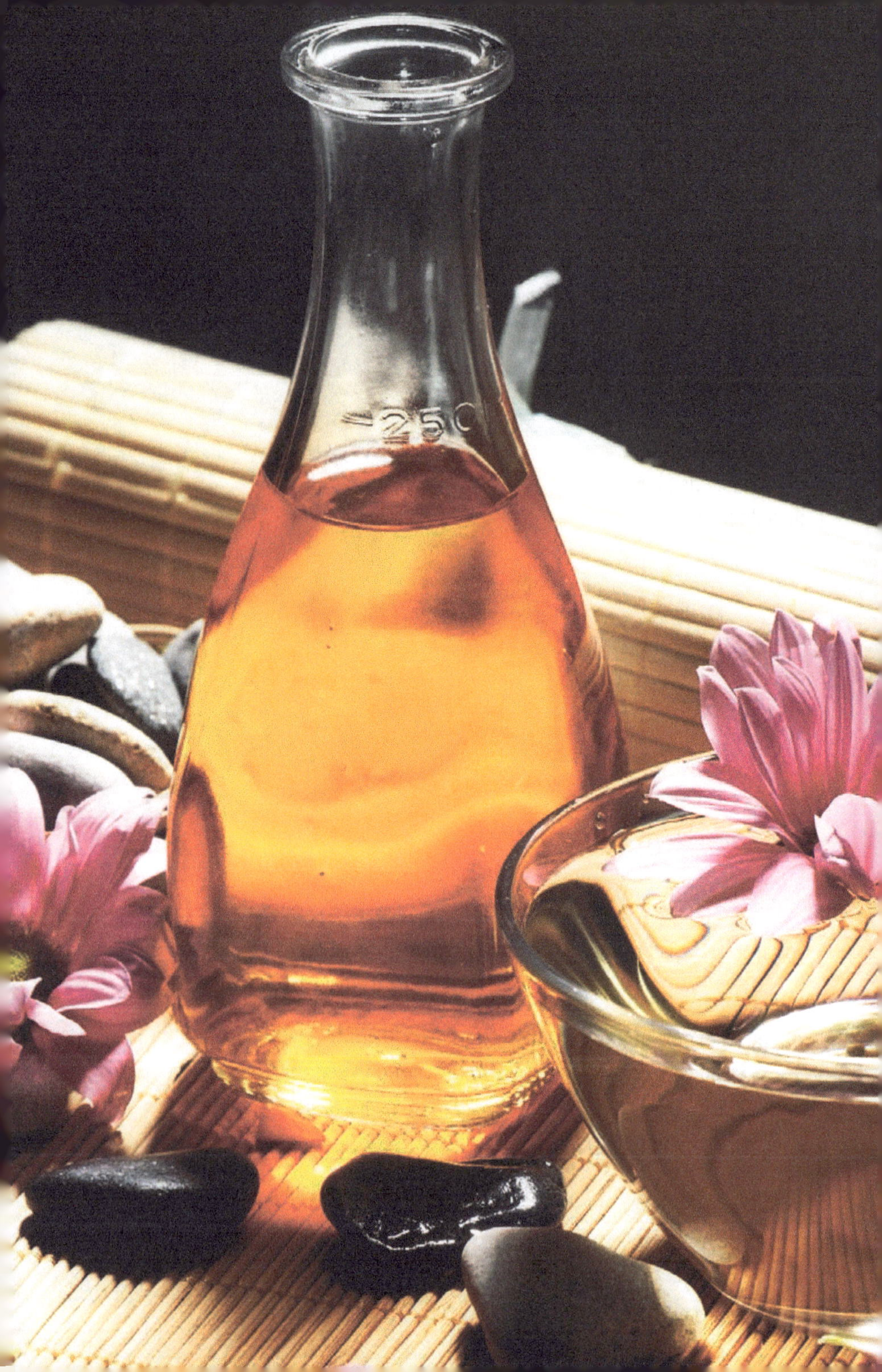
250

Quelques dix Huiles Végétales utiles…

HV = excipients, et bien plus…

EXCIPIENTS DE BASE en aromathérapie

mais aussi ACTION PROPRE :

- Régénérantes
- Anti-inflammatoires
- Cicatrisantes
- Antioxydantes
- Analgésiques
- Hydratantes
- Protection solaire…

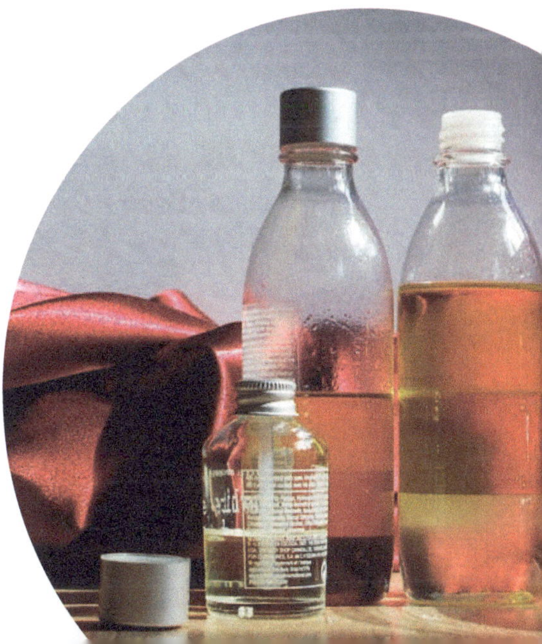

Noyaux d'abricot

NOM LATIN : HV *Prunus armeniaca*

PROVENANCE : Italie

OP : amandes des noyaux d'abricot

SB : ω_6 = 27 %, ω_9 = 64 %, 7,1 % AG saturés

Vit A

"HV noyau d'abricot est à l'adulte ce que HV amande douce est à l'enfant"

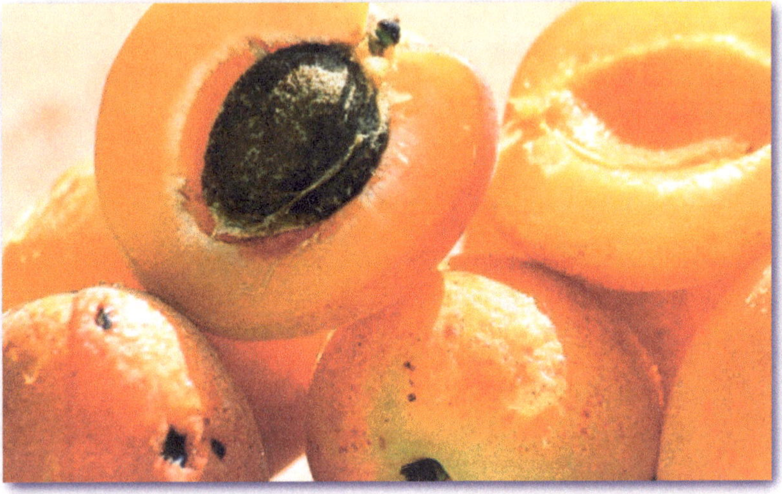

PROPRIÉTÉS

- Excipient aromathérapie
- Pénétrante
- Hydratante
- Tonifiante, nourrissante
- Assouplissante
- Revitalisante

INDICATIONS

- Excipient aromathérapie
- Cosmétique (peaux ternes, fatiguées, dévitalisées)
- Dermatologie (excipient prurit, eczéma, psoriasis)

Amande douce

NOM LATIN : HV *Prunus amygdalus*

PROVENANCE : Espagne, Provence

OP : graine des amandiers

SB : $\omega_6 = 25$ %, $\omega_9 = 65$ %, 8 % AG saturés

Vit A, Vit E

"L'HV amande douce est l'HV de l'enfant"

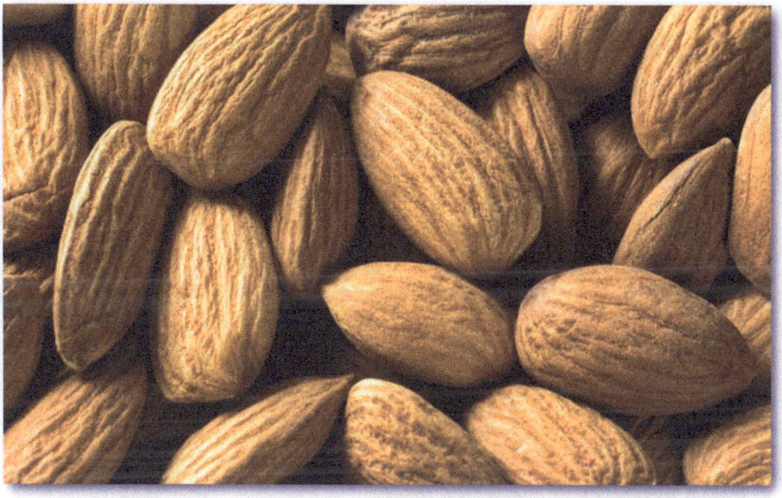

PROPRIÉTÉS

Excipient aromathérapie

Adoucissante

Calmante

Pénétrante

Hydratante

Tonifiante, nourrissante

Assouplissante

INDICATIONS

Excipient aromathérapie

Base de massage

Cosmétique (peaux ternes, fatiguées, dévitalisées)

Dermatologie (excipient prurit, eczéma, psoriasis)

Idéale pour bébés, seins crevassés, mains abîmées

Bourrache

NOM LATIN : HV *Borago officinalis*

PROVENANCE : Régions méditerranéennes

OP : graines mûres

SB : ω_3 = 0,2 %, ω_6 = 60 % dont **23 % acide γ-linolénique (rare !)**

ω_9 = 18 %, 14,2 % AG saturés

Vit A, D, K… et surtout 20 % vit E

"La jeunesse de la peau"

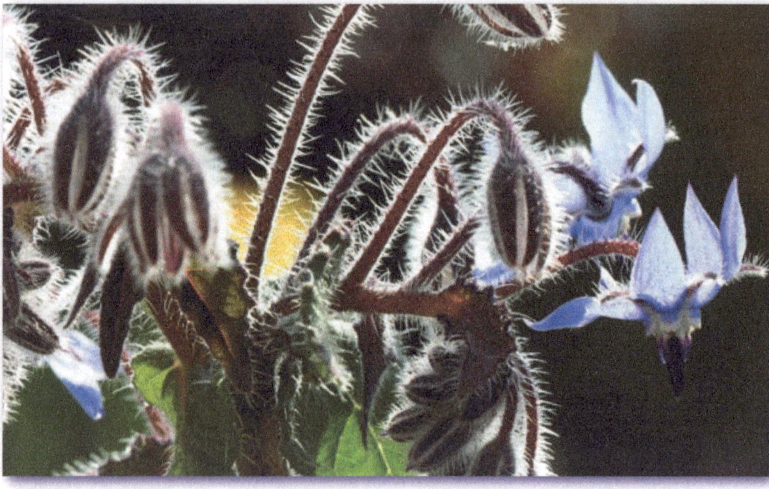

PROPRIÉTÉS

RÉGÉNÉRANTE de la peau et des tissus ++++ (reconstruction de la membrane cellulaire)

Assouplissante
- Élasticité
- Tonicité
Revitalisante

EXCIPIENT cosmétologie

Régulateur cholestérol et triglycérides (V.O.)

INDICATIONS

Cosmétique, esthétique (régénérante qui redonne souplesse, élasticité, tonicité)

Anti-âge, Rides

Peaux dévitalisées, fatiguées

Dermatologie (excipient prurit, eczéma, psoriasis)

Calophylle inophylle

(Tamanu)

NOM LATIN : HV *Calophyllum inophyllum*

PROVENANCE : Madagascar

OP : noix

SB : $\omega_6 = 36$ %, $\omega_9 = 38$ %, 20 % résine et AG calophylloïde et AC calophyllique

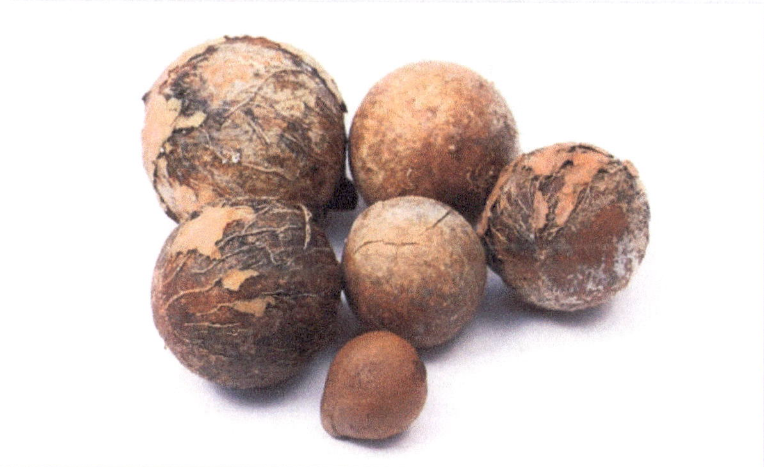

PROPRIÉTÉS

RÉGÉNÉRANTE cutanée

Anti-inflammatoire

Antalgique

Cicatrisante

Tonique et protectrice des capillaires sanguins

EXCIPIENT cosmétologie

INDICATIONS

Cosmétique

Anti-âge, Rides

Peaux dévitalisées, fatiguées

Adoucissante

Vergetures, couperose

Dermatologie+++
(excipient prurit, eczéma, psoriasis, nécroses, prévention d'escarres)

Jojoba

NOM LATIN : HV *Simmondsia chinensis*

PROVENANCE : Argentine

OP : graine

SB : composition voisine des cires liquides, proche du sébum humain : grande stabilité de conservation

ω_6 = 0,1 %, ω_9 = 9 %, AG saturés : 1,2 %

"Véritable or des Incas"

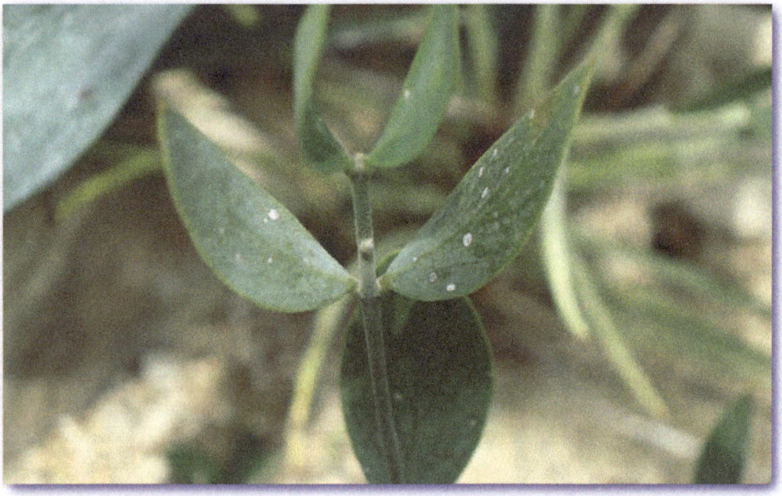

PROPRIÉTÉS

Protecteur et lubrifiant cutané

Équilibre l'acidité de la peau
- Métabolisme de l'élastine
- Pertes en eau de la cellule

INDICATIONS

Cosmétique

Acné (séborégulateur)

Anti-âge, antirides

Peaux dévitalisées, fatiguées

Hydratante, adoucissante

Redonne de l'élasticité à la peau

Cheveux gras et ongles cassants

Macadamia

NOM LATIN : HV *Macadamia integrifolia*

PROVENANCE : Australie

OP : noix

SB : AG sat : 13 %

ω_3 = 2 % (ac. α-linolénique), ω_6 = 2 %, ω_9 = 54 %,

29 % AC palmitoléique (adoucissant et hydratant)

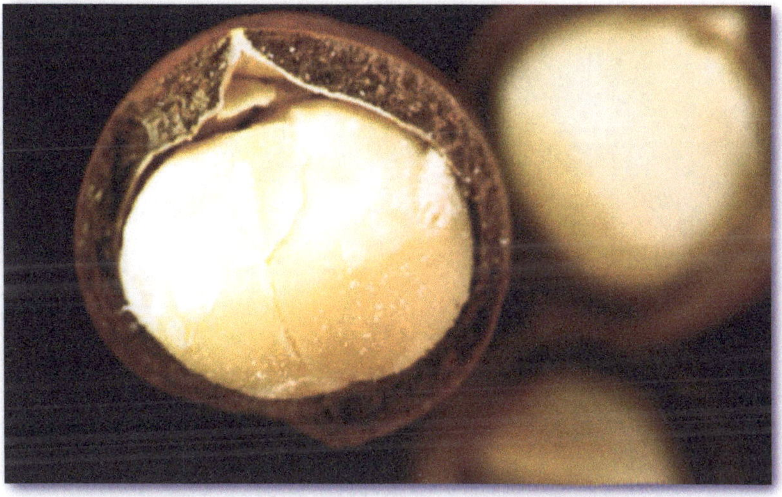

PROPRIÉTÉS

Fluide et Pénétrante

Active la microcirculation périphérique

Pas de sensation « gras » sur la peau après application

Excellent EXCIPIENT en massage aromatique et en cosmétologie

INDICATIONS

Base de massage aromatique +++

Vergetures

Gerçures

Crevasses

Millepertuis

(Herbe de la Saint-Jean)

NOM LATIN : EL ***Hypericum perforatum***

PROVENANCE : France

OP : Plante entière fleurie

SB : ω_9 = 74 %, 14 % AG saturés
hypericine et hyperforine

"L'huile rouge photosensibilisante"

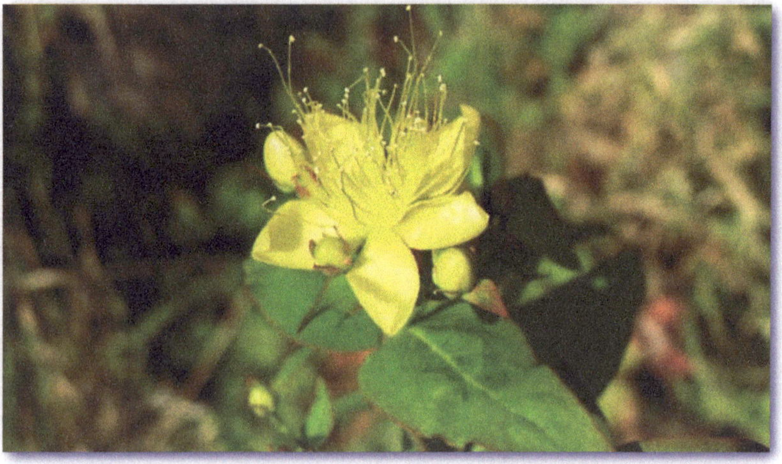

PROPRIÉTÉS

ANTALGIQUE

(neurologique)

Anti-inflammatoire

Cicatrisant

Régénérant

Apaisant

INDICATIONS

BRÛLURES +++

(atténue les effets d'une exposition solaire)

Douleurs rhumatologiques

Plaie + douleur (escarre, inflammation)

Attention, il existe : Plante entière : antidépresseur – HE : cicatrisante, trauma resynchronisante – EL (= photosensibilisant) : anti-infl.+ antalgique

Noisette

NOM LATIN : HV *Corylus avellana*

PROVENANCE : Turquie

OP : Amande du fruit

SB : ω_6 = 9 %, ω_9 = 83 %, 7 % AG saturés

34 % Vit E

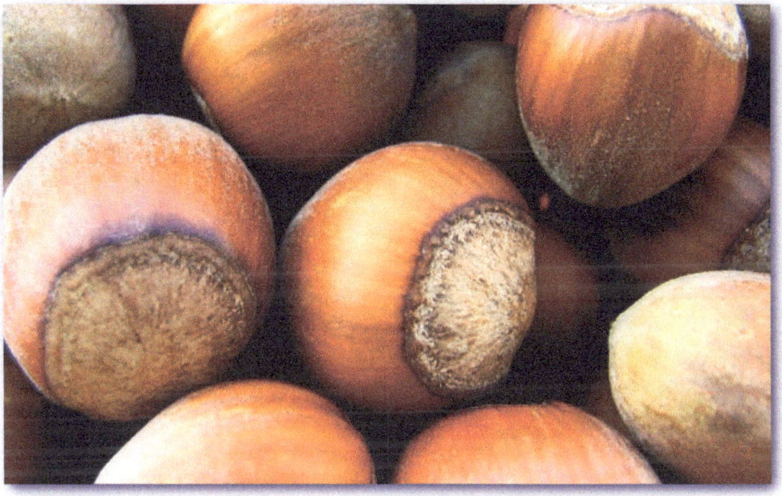

PROPRIÉTÉS

EXCIPIENT+++

Très fluide

Très pénétrante

« bonne glisse »

Parfumée

Hydratante

INDICATIONS

Base de massage+++

Note vasculaire

Onagre

NOM LATIN : HV *Oenothera biennis*

PROVENANCE : Amérique du Nord, Chine

OP : graine

SB : ω_6 = 79 % dont 71 % AC linoléique (l'une des plus riches)
8 % AC γ-linolénique, ω_9 = 83 %, 9,1 % AG saturés, **50 % Vit E**

"L'irremplaçable, avec la Bourrache"

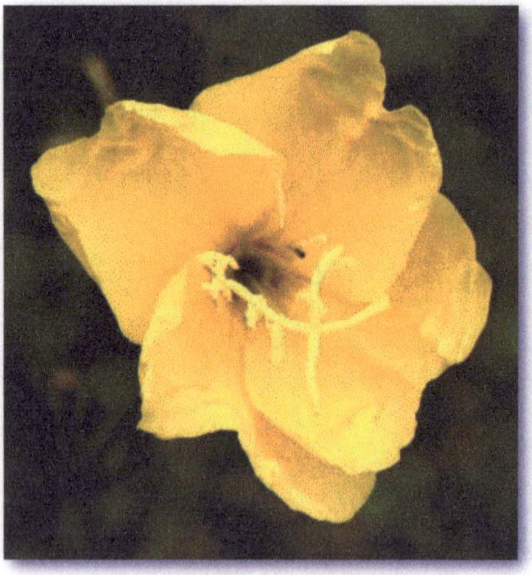

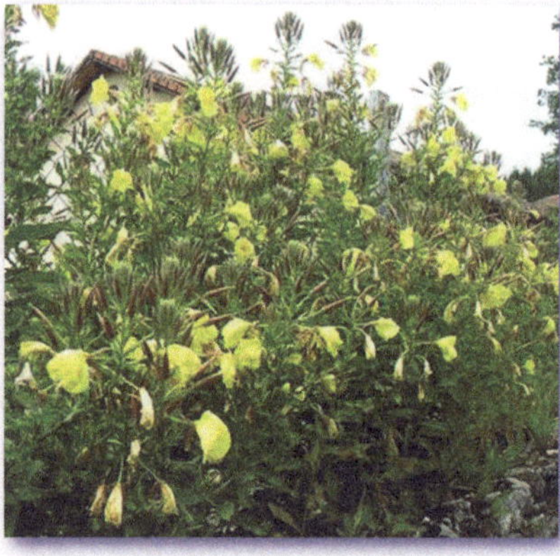

PROPRIÉTÉS :

Reconstructeur de la membrane cellulaire++

Favorise les réactions métaboliques au niveau de la membrane cellulaire

Régulation du système hormonal **(progestéronique léger)**

Hydratante

INDICATIONS :

Cosmétologie+++

Régénérante (adoucissante, restructuration des membranes cellulaires)

Anti-âge, antirides

Antivieillissement **(préméno-pause, ménopause)**

Régulation de l'hydratation cellulaire

Beauté des cheveux et des ongles

Voie orale également conseillée

Rose musquée du Chili

NOM LATIN : HV *Rosa rubiginosa*

PROVENANCE : Chili

OP : graine (des fruits très riches en vit C)

SB : 80 % AG insaturés !

ω_3 **= 35 % (acide α-linolénique)**

ω_6 **= 46 % (ac linoléique** précurseur des PGE1)

ω_9 = 14 %, 4 % AG saturés

Vit E 90 % et **Vit A** (forme active)

"HV « miracle » des cicatrices"

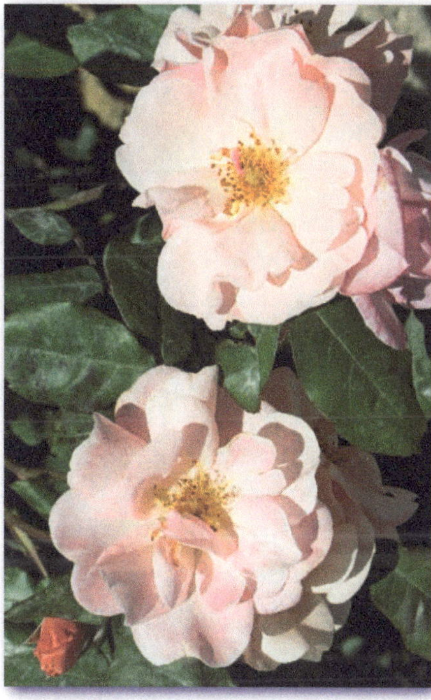

PROPRIÉTÉS

Régénérant cellulaire+++

CICATRISANTE

Assure la souplesse de la paroi cellulaire
- Synthèse du collagène
- Souplesse et élasticité de la peau

Hydratante

INDICATIONS

CICATRICES CHIRURGICALES +++

BRÛLURES

Régénérante (adoucissante, restructuration des membranes cellulaires)

Anti-âge, antirides

Vieillissement prématuré

Dermatologie : dartre, eczéma…

HUILES ESSENTIELLES

NOM FRANÇAIS	NOM LATIN
BASILIC TROPICAL	*Ocimum basilicum*
BOIS DE ROSE	*Aniba rosaeodora*
CAMOMILLE NOBLE	*Chamaemelum nobile*
CANNELLE DE CEYLAN	*Cinnamomum zeylanicum*
CISTE LADANIFÈRE	*Cistus ladaniferus*
CITRON JAUNE	*Citrus limonum*
CITRONNELLE DE JAVA	*Cymbopogon winterianus*
CYPRÈS	*Cupressus sempervirens*
ÉPINETTE NOIRE	*Picea mariana*
ESTRAGON	*Artemisia dracunculus*
EUCALYPTUS CITRONNÉ	*E. citriodora*
EUCALYPTUS GLOBULEUX	*E. globulus*
EUCALYPTUS RADIE	*E. radiata*
GAULTHÉRIE COUCHÉE	*Gaultheria procumbens*
GENÉVRIER	*Juniperus communis*
GÉRANIUM BOURBON	*Pelargonium roseum*
GINGEMBRE	*Zingiber officinale*
GIROFLIER	*Eugenia caryophyllata*
HELICHRYSE	*Helichrysum italicum*
LAURIER NOBLE	*Laurus nobilis*
LAVANDE ASPIC	*Lavandula spica*
LAVANDE FINE	*Lavandula vera*
LAVANDIN SUPER	*Lavandula hybrida clone super*
LENTISQUE PISTACHIER	*Pistacia lentiscus*
MANDARINE	*Citrus reticulata var. mandarine*
MARJOLAINE À COQUILLES	*Origanum majorana*
MENTHE POIVRÉE	*Mentha piperita*
MYRRHE AMÈRE	*Commiphora myrha var molmol*
MYRTE ROUGE	*Myrtus communis*

HUILES ESSENTIELLES

NOM FRANÇAIS	NOM LATIN
NIAOULI	*Melaleuca quinquinervia*
ORANGE DOUCE	*Citrus sinensis*
ORIGAN COMPACT	*Origanum compactum*
PALMAROSA	*Cymbopogon martinii*
PETIT GRAIN BIGARADE	*Citrus auriantum var amara*
PIN SYLVESTRE	*Pinus sylvestris*
RAVINTSARA	*Cinnamomum camphora 1,8 cinéole*
ROMARIN À CINÉOLE	*Rosmarinus officinalis cineoliferum*
ROMARIN À VERBÉNONE	*Rosmarinus officinalis verbenoniferum*
SAPIN BAUMIER	*Abies balsamea*
SARO	*Cinnamosma fragrans*
SARRIETTE DES MONTAGNES	*Satureja montana*
TEA TREE	*Melaleuca alternifolia*
THYM VULG. À LINALOL	*Thymus vulgaris linaloliferum*
THYM VULG. À THYMOL	*Thymus vulgaris thymoliferum*
YLANG YLANG	*Cananga odorata*

HUILES VÉGÉTALES

NOM FRANÇAIS	NOM LATIN
ABRICOT (NOYAUX)	*Prunus armeniaca*
AMANDE DOUCE	*Prunus amygdalus*
BOURRACHE	*Borago officinalis*
CALOPHYLLE	*Calophyllum inophyllum*
JOJOBA	*Simmondsia chinensis*
MACADAMIA	*Macadamia integrifolia*
MILLEPERTUIS	*Hypericum perforatum*
NOISETTE	*Corylus avellana*
ONAGRE	*Oenothera biennis*
ROSE MUSQUÉE DU CHILI	*Rosa rubiginosa*

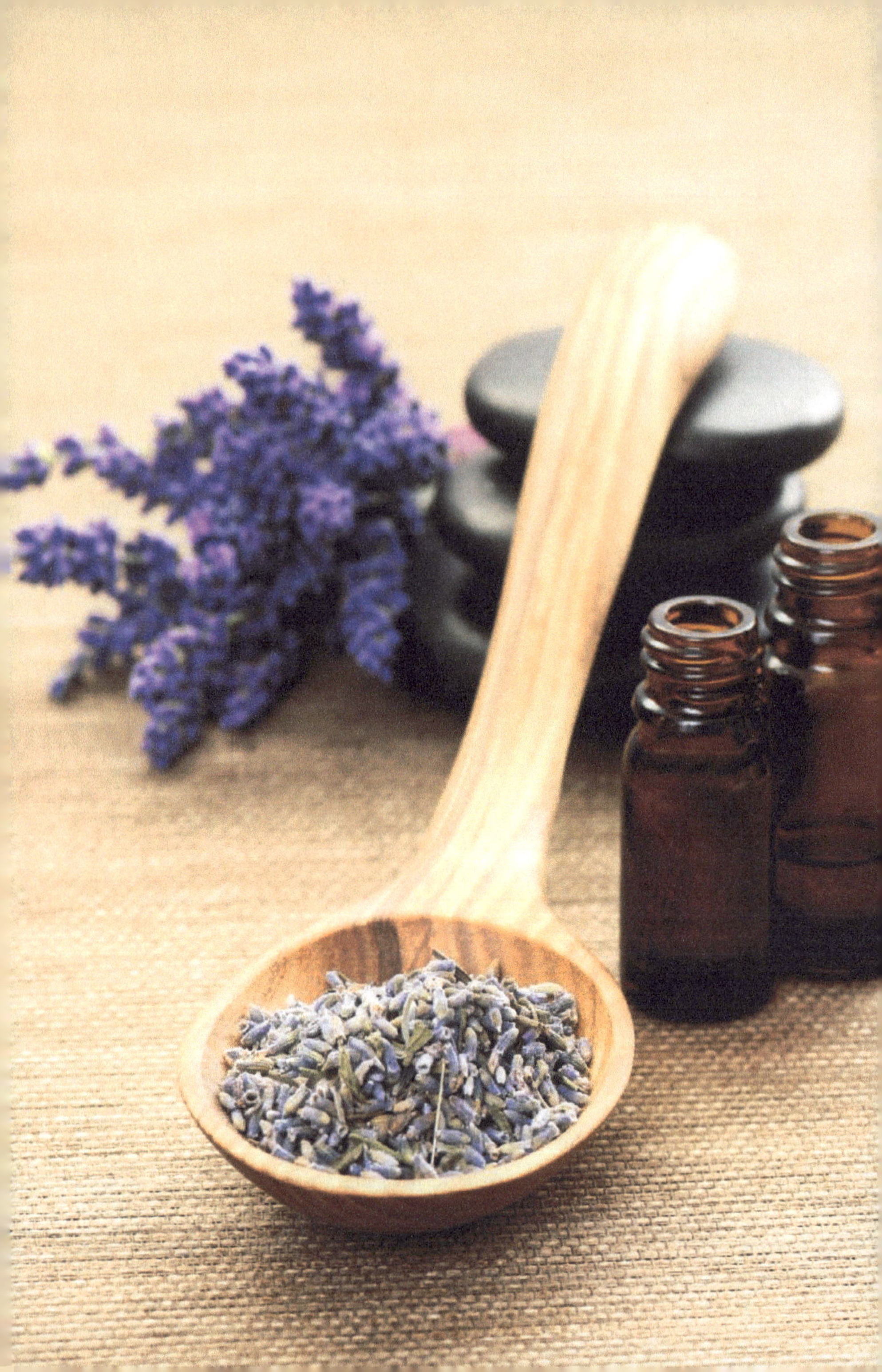

Lexique thérapeutique

En aromathérapie scientifique et médicale

(Formulaire pratique destiné au conseil officinal)

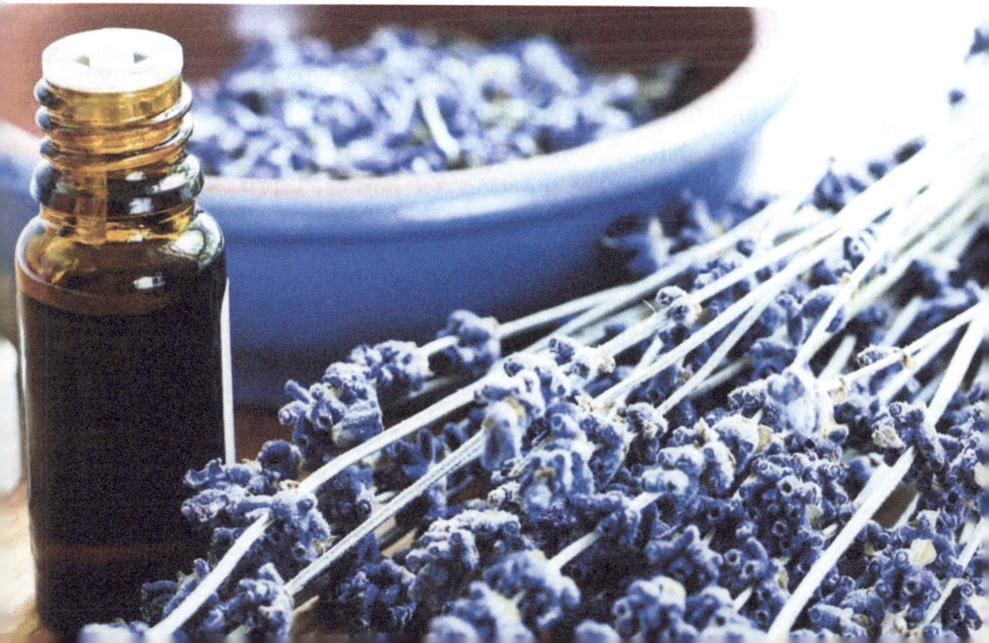

Ce petit lexique thérapeutique est présenté sous forme d'**une classification alphabétique par pathologie courante**.
Il propose **un choix simple d'HE volontairement limité aux 33 HE et 15 HV dont les propriétés thérapeutiques sont reconnues** en Aromathérapie, et qui peuvent être utilisées pures ou en mélange.

Les indications succinctes qui suivent ne sont données qu'à titre d'exemples d'utilisation thérapeutique des HE, dans le cadre simple d'un conseil donné au sein d'une officine pharmaceutique, et pour une utilisation familiale.
Le Pharmacien comme l'utilisateur restent donc les seuls responsables de leur conseil, comme de leur utilisation.
Pour des pathologies plus conséquentes, ces informations ne dispensent donc absolument pas de consulter son médecin traitant, afin de ne prendre aucun risque, du fait d'une automédication qui serait mal conduite.

On ne répètera jamais assez que pour toute pathologie, un suivi médical s'impose.
Seuls une consultation et un suivi médical effectués par un médecin, professionnel de santé diplômé, sont le gage d'un diagnostic correct.

En pratique courante, et d'une façon générale :

- **On évitera d'utiliser une synergie de plus de 3 HE par mélange**, ce qui minimise les risques d'interactions incontrôlables.
- **Les HE choisies doivent, en général, être mélangées à parties égales, ou dans des proportions variant du simple au triple les unes par rapport aux autres.**

QUALITATIVEMENT, à chacun de composer son mélange d'HE, à partir du choix (très limité) proposé ci-dessous. Cela doit permettre d'effectuer une préparation simple, efficace et individualisée, en fonction d'un besoin particulier, le plus judicieusement possible.

QUANTITATIVEMENT, il est nécessaire de veiller à établir le mélange des HE choisies dans des proportions adéquates.

(V.O) = voie orale : 1 à 2 gouttes du mélange d'HE pures par prise, 1 à 3 fois par jour en général.

1 - Déposer les gouttes sur de la mie de pain, dans une cuillérée de miel ou sur un petit morceau de sucre.

2 - Respirer : information olfactive directe délivrée de ce fait au niveau du mental.

3 - Laisser en bouche une minute, de préférence sous la langue, pour une absorption sanguine optimale, importante et rapide.

4 - Avaler : absorption par les muqueuses digestives.

(V.O) = prendre maximum 6 gouttes d'HE par jour.

(V.L) = voie locale, percutanée : quelques gouttes du mélange d'HE, en massage doux, le plus généralement dans une base d'huile végétale, (HV amande douce, macadamia, noisette, calophylle…), afin de minimiser les risques dermocaustiques ou allergiques.

On peut également utiliser un gel neutre, à la place d'une base huileuse.

(V.L) = en général, mélange à 3 % d'HE dans de l'huile végétale, soit environ :

20 gouttes HE dans 15 ml HV
40 gouttes HE dans 30 ml HV

Ne pas dépasser une concentration de plus de 7 % d'HE, en auto-médication.

a

ABCÈS DENTAIRE: girofle, lavande vraie, laurier noble, en EL millepertuis à 10 % d'HE, en applications locales à l'aide d'un coton tige.

ACNÉ: sarriette des montagnes, girofle, tea tree, thym à linalol, géranium rosat, lavande vraie.

(V.L) à 3 % applications locales à l'aide d'un coton-tige.

Ex.: *10 gouttes HE géranium + 5 gouttes HE tea tree + 3 gouttes HE thym à linalol + 5 ml HV calophylle + 10 ml HV argan.*

ACOUPHÈNES (bourdonnements d'oreilles): lavande vraie, hélichryse italienne.

(V.L) mélange à 3 % d'HE en HV noisette, pour massages autour de l'oreille.

AÉROPHAGIE: basilic exotique, romarin, girofle, cannelle.

(V.O) 2 gouttes après chaque repas, selon le besoin.

Ex.: *1 goutte HE cannelle + 1 goutte HE girofle + 3 gouttes HE citron*

(V.L) massage du ventre sur la zone colique.

Ex.: *mélange à 5 % d'HE basilic exotique + HE romarin, dans HV noisette*

AGITATION: lavande vraie, marjolaine, ylang ylang, petit grain bigarade.

(V.L) massage de la voûte plantaire (10 %), sur la face interne du poignet ou au niveau du plexus solaire 3 %).

Ex.: *10 gouttes HE lavande vraie + 5 gouttes HE petit grain bigarade + 3 gouttes HE ylang ylang dans 15 ml HV amande douce.*

AIGREUR D'ESTOMAC: basilic exotique, menthe poivrée.

(V.L = plexus solaire) et/ou (V.O).

ALLERGIE CUTANÉE: lavande, géranium (V.L) en HV argan et HV calophylle.

ALOPÉCIE et irritation du cuir chevelu: lavande officinale, romarin, ylang-ylang.

Ex.: *(V.L) 1 goutte HE lavande + 1 goutte HE romarin + 1 goutte HE ylang-ylang; à incorporer dans une noix de shampooing.*

Ex.: *(V.L) 40 gouttes HE lavande + 40 gouttes HE romarin + 10 gouttes HE ylang-ylang dans 15 ml HV argan + 15 ml HV jojoba; massage doux 20 minutes avant le shampooing.*

ANGINE: laurier noble, thym à linalol (enfant) ou thym à thymol (adolescent), tea tree, niaouli, romarin 1,8 cinéole, eucalyptus radiata.

(V.L) lotion à 3 % en HV macadamia, pour massages sur la gorge.

Ex.: *(V.O) 1 goutte HE thym linalol + 1 goutte HE tea tree + 1 goutte HE menthe poivrée; prendre 1 goutte du mélange 3 à 4 fois par jour pendant 5 jours.*

Ex.: *(V.O) 1 goutte HE laurier noble + 1 goutte HE thym linalol + 1 goutte HE romarin à cinéole + 3 gouttes HE citron; 1 goutte du mélange 3 fois par jour sous la langue.*

AMINCISSEMENT: citron, cannelle, géranium rosat.

(V.L) lotions de concentration 1 % à 3 % d'HE, en HV noisette et/ou HV macadamia, pour des massages réguliers 2 fois par jour.

ANGOISSE: basilic exotique, lavande, petit grain bigarade, orange.

Ex.: *(V.L) 15 gouttes lavande vraie + 5 gouttes petit grain bigarade dans 15 ml HV macadamia; pour application sur le plexus solaire*

ANTIBIOTHÉRAPIE (post) pour refaire l'équilibre intestinal: laurier, thym thymol, citron.

Ex.: *(V.O) 1 goutte HE laurier + 1 goutte HE thym thymol + 3 gouttes HE citron: 1 goutte du mélange 3 fois par jour pendant une semaine.*

ANTI-TABAC: myrte, citron.

Ex.: *1 volume HE myrte + 1 volume HE citron à utiliser en diffusion atmosphérique et inhaler 5 minutes 2 fois par jour.*

Ex.: *1 goutte HE eucalyptus radié + 1 goutte sapin de Sibérie (V.0) 1 goutte du mélange 4 à 6 fois par jour lorsque le besoin de fumer se fait sentir.*

ANXIÉTÉ: voir « ANGOISSE ».

APHONIE: oranger, cyprès, thym à linalol, romarin 1,8 cinéole, marjolaine des jardins.

Ex.: *(V.O) 1 goutte HE marjolaine des jardins + 1 goutte HE romarin à cinéole + 1 goutte HE thym à linalol; prendre 1 goutte 3 fois par jour en bouche sur de la mie de pain, et/ou se gargariser avec de l'eau de source, ou mieux, avec de l'hydrolat de sauge et de l'hydrolat de lavande vraie.*

Ex.: *(V.L), 5gouttes HE eucalyptus radié +5 gouttes HE lavande vraie + 15 ml HV calophylle; en massage sur la gorge 3 fois par jour.*

APHTE: laurier noble, girofle.

Ex.: *(V.L) mélange à parties égales de ces 2 HE pures, pour applications locales avec un coton-tige.*

ARTHRITE: thym thymol, laurier noble, gaulthérie couchée.

(V.L) à 5 % en HV calophylle et EL millepertuis.

Ex.: *(V.L) 1 goutte HE girofle + 1 goutte HE lavandin abrial + 4 gouttes HV calophylle quelques gouttes, plusieurs fois par jour, en usage local.*

ARTHROSE: thym thymol, laurier noble, genévrier, sapin baumier, gaulthérie couchée.

Ex.: *(V.L) 10 gouttes HE gaulthérie + 10 gouttes HE sapin baumier + HE laurier noble + 5 ml EL millepertuis + 10 ml HV calophylle. Frictionner la zone douloureuse avec quelques gouttes, plusieurs fois par jour, en usage local.*

ASTHME: basilic exotique, cyprès, niaouli, lavande vraie, sapin baumier.

Ex.: *(V.L) 1 goutte HE cyprès + 2 gouttes HE lavande + 3 gouttes HV amande douce ; pour application 3 fois par jour, sur le plexus solaire et la face interne des poignets.*

ASSAINISSANT D'AMBIANCE: citronnelle de Java, cannelle.

Ex.: *10 gouttes HE citronnelle de Java + 2 gouttes HE cannelle en diffusion pendant ½ heure.*

ASTHÉNIE PHYSIQUE: citron, pin sylvestre, sapin baumier, menthe poivrée, ravintsara, niaouli, et clou de girofle, cannelle, (V.O).

Ex.: *(V.O) 1 goutte citron + 1 goutte ravintsara. 1goutte 3 fois par jour en particulier pour la convalescence des enfants.*

Ex.: *(V.O) 1 goutte cannelle + 1 goutte ravintsara + 3 gouttes citron. 1goutte 3 fois par jour. Adultes.*

Ex.: *(V.L) mélange à 3 % avec 3 HE, dosées à parties égales, en HV noisette et HV macadamia (pour application au niveau des reins).*

ASTHÉNIE MENTALE (voir « FATIGUE »): laurier noble, basilic, marjolaine à coquilles.

Ex.: *(V.L) utiliser un mélange HE à 3 %, en HV amande douce et HV macadamia pour application sur le plexus solaire et la face interne des poignets 3 fois par jour.*

ASTHÉNIE SEXUELLE: cannelle de Ceylan, thym, genévrier, clou de girofle, menthe poivrée.

Ex.: *(V.O) 1 goutte HE cannelle sur un demi-sucre ½ h avant.*

Ex.: *(V.O) 1 goutte HE laurier + 1 goutte romarin; 1 goutte du mélange aux 2 repas pendant 15 jours.*

Ex.: *(V.L) HE 6 gouttes HE ylang ylang + 15 ml HV noisette, en massages sur le bas du dos.*

ATHÉROSCLÉROSE: romarin verbénone, citron, hélichryse, laurier noble, carotte.

(V.O) après les repas.

B

BALLONNEMENT: basilic exotique, citron, laurier, menthe, girofle.

Ex.: *(V.O) 1 goutte HE cannelle + 1 goutte HE girofle + 3 gouttes HE citron; 1 goutte du mélange avant chaque repas, et/ou en cas de production excessive de gaz abdominaux.*

Ex.: *(V.L) 10 gouttes HE basilic exotique + 15 ml HV macadamia en application sur le ventre.*

BLEU (ecchymose): hélichryse, laurier noble en HV calophylle, noisette, EL millepertuis.

Ex.: *(V.L), HE hélichryse pure toutes les ½ heures.*

Ex.: *(V.L), 20 gouttes HE helichryse + 10 gouttes HE laurier + 5 ml EL millepertuis + 10 ml HV calophylle.*

BOUFFÉES DE CHALEUR: cyprès, niaouli, romarin, petit grain bigarade, menthe poivrée.

(V.L) lotion à 3 % en HV onagre et HV macadamia, sur le ventre.

BOURDONNEMENTS D'OREILLES: cyprès, hélichryse.

(V.L) lotion à 3 %, en onctions périauriculaire.

BOUTONS: tea tree, géranium rosat, thym à linalol.

Ex.: *(V.L) 15 gouttes HE tea tree + 10 gouttes HE thym à linalol + 20 gouttes HE géranium + 10 ml HV calophylle + 5 ml HV macadamia. 3 fois par jour localement sur chaque bouton, à l'aide d'un coton-tige.*

BRONCHITE : eucalyptus globulus, eucalyptus radiata, eavintsara, myrte, niaouli, abies balsamea, romarin.

Ex. : *(V.L) 10 gouttes HE eucalyptus radiata + 10 gouttes HE ravintsara + 10 gouttes HE niaouli + 15 ml HV amande douce ; en onction 3 fois par jour, sur le thorax, pendant 10 jours.*

BRÛLURES : lavande vraie (pure), géranium rosat, hélichryse (V.L) dans EL millepertuis et HV rose musquée du Chili, HV calophylle, HV germe de blé, HV macadamia.

Ex. : *(V.L) 25 gouttes HE lavande vraie + 5 gouttes HE helichryse + 5 gouttes tea tree + 5 ml HV germe de blé + 5 ml HV calophylle + 5 ml EL millepertuis. 2 à 3 applications par jour sur la brûlure ou la plaie.*

C

CANDIDOSE : laurier noble, tea tree, géranium rosat.

Ex. : *(V.L) utiliser un mélange d'HE pure (ongles), ou diluée dans 87 % HV macadamia (usage dermique) pour application 2 fois par jour pendant 3 mois.*

CELLULITE : romarin cinéole, citron zeste, cyprès, hélichryse italienne, gaulthérie dans HV macadamia.

Ex. : *(V.L) 5 gouttes HE gaulthérie + 5 gouttes HE citron + 10 gouttes HE hélichryse italienne + 10 ml HV calophylle + 20 ml HV noyau d'abricot ; pour massages doux mais prolongés 2 fois par jour pendant 1 mois.*

CÉPHALÉES : menthe poivrée, basilic tropical, lavande vraie, gaulthérie.

Ex. : *(V.L) 1 goutte HE menthe poivrée + 1 goutte HE gaulthérie en application sur les tempes (attention aux yeux) !*

Plus, si possible, diffusion atmosphérique du mélange à parties égales de HE menthe poivrée et HE citron pendant 10 minutes.

CHEVEUX (revitalisant) : romarin à 1,8 cinéole, lavande officinale, ylang ylang, HV argan, HV jojoba, HV onagre, HV bourrache.

Ex. : *(V.L) faire un mélange de fragrance agréable, concentré à 3 % d'HE, pour massages sur le cuir chevelu, à laisser agir 20 minutes environ avant shampooing, puis, placer 2 gouttes du mélange dans une noisette de shampooing.*

CHOC (suite de) : petit grain bigarade, mandarine, marjolaine des jardins, ravintsara.

Ex. : *(V.O) 1 à 2 gouttes du mélange d'HE à parties égales, 2 à 3 fois par jour.*

CHOLESTÉROL : romarin, thym thymol, hélichryse.

Ex. : *(V.O) privilégier HV onagre et HV bourrache (acides gras poly-insaturés).*

Prendre 1 à 3 cuillérées à café du mélange de ces 2 HV, par jour, dans l'assaisonnement de vos salades, par exemple, pendant 2 mois environ.

CICATRICES : lavande vraie, hélichryse italienne, HE millepertuis, HV rose musquée, HV jojoba, HV bourrache HV germe de blé.

Ex. : *(V.L) HE helichryse 1 ml + HE lavande vraie 0,5 ml + HV rose musquée 10 ml + 5 ml HV jojoba + HV bourrache + HV germe de blé.*

CIRCULATION SANGUINE : hélichryse, romarin, lavandin abrial, cyprès.

Ex. : *(V.L) 1 ml HE cyprès + 0,5 ml lavandin abrial + 0,5 ml romarin à cinéole dans 30 ml HV macadamia.*

CLAQUAGE MUSCULAIRE : lavandin abrial, gaulthérie, basilic tropical, romarin 1,8 cinéole, hélichryse.

Ex. : *(V.L) HE lavandin abrial 0,5 ml + HE romarin à cinéole 0,5 ml + gaultherie 0,5 ml +6 gouttes menthe poivrée + EL millepertuis 5 ml + HV noisette 25 ml. Pour applications locales, en massages doux.*

COLIQUES HÉPATIQUES : lavandin super, basilic tropical, ylang ylang.

Ex. : *(V.O) 3 gouttes HE basilic tropical + 1 goutte HE genévrier. 1 goutte du mélange toutes les ½ heure, jusqu'à sédation de la douleur (< 6 gouttes /24h).*

Ex. : *(V.L) 6 gouttes HE basilic tropical dans 15 ml HV macadamia ; en applications sur le ventre 1 à 3 fois par jour.*

COLITES : menthe poivrée, estragon, genévrier, sarriette des montagnes, basilic tropical, lavande vraie.

Ex. : *(V.L) 15 gouttes HE basilic tropical + 5 gouttes HE lavande vraie + 15 ml HV noisette en onctions 3 à 4 fois par jour sur le ventre et le bas du dos.*

Ex. : *(V.O) 2 gouttes HE basilic tropical + 1 goutte HE menthe poivrée 1 goutte 3 fois par jour du mélange.*

CONGESTION VEINEUSE : cyprès, estragon, niaouli (V.L).

Ex. : *(V.L) 15 gouttes HE cyprès + 10 gouttes HE lavandin abrial + 10 gouttes romarin à cinéole dans 30 ml HV macadamia.pour application, en remontant des chevilles vers les genoux et les cuisses, matin et soir.*

CONSTIPATION: basilic tropical, cannelle, girofle, citron, petit grain bigarade.

Ex.: *(V.O) 1 goutte HE cannelle + 1 goutte HE girofle + 1 goutte HE petit grain bigarade + 3 gouttes HE citron; prendre 1 goutte du mélange après chaque repas.*

Ex.: *(V.O) romarin à cinéole, dans HV Olive, à absorber avant les principaux repas.*

Ex.: *(V.L) 0,5 ml HE basilic tropical + 1 ml HE bois de rose + 0,5 ml HE pin sylvestre dans 30 ml HV noisette. En application 3 fois par jour sur le bas du ventre.*

Ex.: *(V.L) 6 gouttes HE ylang ylang + 6 gouttes HE romarin à cinéole + 30 ml HV macadamia à appliquer en massages doux 3 fois par jour sur le ventre.*

CONVALESCENCE, asthénie: menthe poivrée, pin sylvestre, cannelle, ravintsara citron.

Ex.: *(V.L) 3 gouttes HE pin sylvestre + 2 gouttes HE ravintsara + 1 goutte HE menthe poivrée dans un minimum HV noisette, pour application 2 fois par jour le long de la colonne vertébrale.*

Ex.: *(V.O) possible 1 goutte 3 fois par jour du mélange d'HE pures précédent.*

COUPEROSE: hélichryse italienne, cyprès, géranium rosat, HV calophylle, HV rose musquée du Chili, HV jojoba, HV argan.

Ex.: *(V.L) lotion de 1 % à 3 % maximum hélichryse italienne indispensable.*

CONTRACTURE MUSCULAIRE: lavandin abrial, gaulthérie, basilic tropical, romarin cinéole, ylang ylang.

Ex.: *(V.L) 1 ml HE lavandin abrial + 0,5 ml HE gaulthérie + 0,25 ml HE basilic tropical + 0,5 ml HE romarin à cinéole +10 ml EL millepertuis + 20 ml HV noisette pour application, 2 fois par jour.*

CRAMPES: voir « contractures musculaires ». basilic tropical, lavandin abrial, romarin cinéole.

Ex.: *0,5 ml HE basilic tropical + 0,75 ml HE lavandin abrial + 0,25 ml HE gaulthérie + 10 ml EL millepertuis + 5 ml HV macadamia.*

Ex.: *(V.L) on peut effectuer pour onctions localisées une lotion à 10 % maximum d'HE.*

CREVASSES (lèvres, seins): petit grain bigarade, lavande, hélichryse italienne.

Ex.: *(V.L) faire un mélange à 3 %, en HV calophylle, HV rose musquée du Chili, HV jojoba. (adjoindre quelques gouttes de HE ciste, s'il est possible de s'en procurer).*

CRISE D'ACÉTONE (enfants) : citron (V.O).

Ex. : *(V.O) 1goutte HE citron 2 à 3 fois par jour sur un petit morceau de sucre.*

CYSTITE : sarriette des montagnes, tea tree, cannelle.

Ex. : *(V.O) 1 goutte HE tea tree + 1 goutte HE cannelle 3 fois par jour pendant 7 jours, ou dans une petite cuillérée à café d'HV olive, avant les repas.*

Ex. : *(V.L) 3gouttes HE girofle + 2 gouttes HE gaulthérie + 5 gouttes HE petit grain bigarade + 2 ml HV calophylle + 2 ml HV macadamia. Masser le bas ventre plusieurs fois par jour, le temps de la douleur.*

D

DENTS (douleur) : girofle, gaulthérie, laurier noble, tea tree, menthe poivrée.

Ex. : *(V.L) 2 gouttes HE girofle + 1 goutte HE laurier + 1 goutte HE menthe poivrée, en application locale, à l'aide d'un coton-tige, plusieurs fois par jour.*

DÉPRESSION : mandarine, ravintsara, laurier, cannelle, ylang-ylang.

Ex. : *(V.O) 1 goutte HE ravintsara + 1 goutte HE cannelle + 1 goutte HE laurier 2 gouttes du mélange, 3 fois par jour.*

Ex. : *(V.L) 10 gouttes HE ravintsara + 5 gouttes HE laurier noble + 15 ml HV macadamia à appliquer sur le plexus solaire et la face interne des poignets ; consulter un médecin si nécessaire.*

DERMATOSES : lavande vraie, géranium rosat, tea tree.

Ex. : *(V.L) mélanges à 1 ou 3 % en HV rose musquée du Chili, HV calophylle. Renforcer les fonctions digestives grâce à l'administration de probiotiques.*

DEUIL (suite de) : cyprès.

Ex. : *(V.O) 1 goutte 3 fois par jour*

DIARRHÉE : sarriette des montagnes, niaouli, cannelle, thym thymol, girofle, basilic exotique.

Ex. : *(V.O) 1 goutte HE sarriette + 1 goutte HE cannelle + 1 goutte HE niaouli : 2 gouttes du mélange 3 fois par jour.*

Ex. : *(V.O) 1 goutte HE cannelle + 1 goutte thym thymol + 4 gouttes HE citron : 2 gouttes du mélange 3 fois par jour.*

DIGESTION LENTE: laurier noble, cannelle, citron, romarin à cinéole, menthe poivrée.

Ex. : *(V.O) 2 gouttes HE romarin + 1 goutte HE menthe poivrée + 3 gouttes HE citron; 3 fois par jour, après les repas de fête.*

Ex. : *(V.O) 4 gouttes HE basilic tropical + 1 goutte HE menthe poivrée; 1 goutte du mélange après les repas.*

DOULEURS ARTICULAIRES: gaulthérie, laurier noble, pin sylvestre.

Ex. : *(20 gouttes HE gaulthérie + 5 gouttes HE laurier noble + 5 ml EL millepertuis + 10 ml HV calophylle.*

DRAINAGE du foie après infection: menthe, romarin 1,8 cinéole, citron.

Ex. : *(V.O) 1 goutte HE menthe poivrée + 3 gouttes HE romarin à cinéole, 2 gouttes citron; 1 goutte 3 fois par jour pendant 15 jours.*

E

ECCHYMOSE: voir « BLEU ». Hélichryse pure!

ECZÉMA SEC: lavande officinale, géranium rosat, en HV calophylle, HV bourrache, HV germe de blé, HV onagre.

Ex. : *(V.L) 20 gouttes HE lavande vraie + 10 gouttes géranium rosat + 10 ml HV bourrache + 5 ml HV germe de blé + 15 ml HV macadamia. ; pour applications douces 1 à 3 fois par jour.*

Penser à bien s'hydrater, renforcer les fonctions digestives grâce à l'administration de probiotiques.

ECZÉMA SUINTANT: lavande officinale, géranium rosat, tea tree, HV jojoba, HV germe de blé (V.L).

ECZÉMA VARIQUEUX: cyprès, helichryse.

Ex. : *(V.L) mélange à 3 % à parties égales dans HVcalophylle (majoritaire) et HV macadamia.*

ÉMOTIVITÉ: laurier, lavande vraie, mandarine.et ravintsara, basilic.

Ex. : *(V.O) 2 gouttes HE laurier + 1 goutte HE ravintsara; 1 goutte du mélange 3 à 4 fois par jour, ou au moment d'un examen.*

Ex. : *(V.L) 10 gouttes HE lavande vraie + 6 gouttes HE laurier + 3 gouttes HE basilic tropical + 15 ml HV macadamia pour application sur le plexus solaire et/ou sur la face interne des poignets, 3 fois par jour.*

ENURÉSIE (pipi au lit) : cyprès, pin sylvestre.

Ex. : *(V.L) 20 gouttes HE cyprès + 10 gouttes HE pin sylvestre dans 15 ml HV macadamia ; en massage le long de la colonne vertébrale, le soir. Cela permet également un contact affectif avec l'enfant.*

F

FATIGUE : voir « ASTHÉNIE ». Thym à linalol, ravintsara.

Ex. : *(V.L) 1 goutte thym à linalol + 1 goutte HE ravintsara + 5 gouttes HV noisette. Deux à trois applications par jour sur la face interne des poignets.*

FATIGUE post-infectieuse : thym à linalol, citron.

Ex. : *(V.O) 1goutte HE thym à linalol + 2 gouttes HE citron ; 1 goutte du mélange 3 fois par jour.*

FATIGUE NERVEUSE : laurier, canelle, ravintsara.

Ex. : *(V.O) 1 goutte HE laurier + 1 goutte HE cannelle + 1 goutte HE ravintsara ; 1 goutte du mélange 3 fois par jour.*

FOIE PARESSEUX : menthe poivrée, romarin à cinéole, citron.

Ex. : *(V.O) 1 goutte HE menthe poivrée + 2 gouttes HE romarin à cinéole + 4 gouttes HE citron ; prendre 2 gouttes du mélange 2 fois par jour, sur de la mie de pain, après les principaux repas.*

FRAGILITÉ CAPILLAIRE : cyprès, niaouli, helichryse.

Ex. : *(V.L) faire un mélange à 3 % d'HE, dans 1/3 HV calophylle + 2/3 HV macadamia ; pour applications douces 2 à 3 fois par jour.*

FRIGIDITÉ : ylang ylang.

Ex. : *(V.L) HE ylang ylang, à diluer dans HV noyau d'abricot, pour une fragrance douce et agréable. En massages doux sur le bas du dos 1 à 2 fois par jour.*

Cannelle, laurier, à utiliser comme tonique sexuel de préférence chez l'homme, (V.O) ou (V.L).

FURONCLE : tea tree, géranium.

Ex. : *(V.L) 1 goutte HE laurier + 1 goutte tea tree pour applications locales 2 à 3 fois par jour, en s'aidant d'un coton tige.*

G

GASTRITE : menthe poivrée, basilic.

Ex. : *(V.O) 1goutte HE menthe poivrée + 1 goutte HE basilic tropical dans une cuillérée à café d'HV olive, avant les repas.*

GASTRO-ENTÉRITE : ravintsara, girofle, romarin. (V.O).

GERÇURES : voir « CREVASSES ».

GINGIVITE : laurier noble, girofle, thym à linalol.

Ex. : *(V.L) 1 goutte HE girofle + 1 goutte HE laurier + 2 gouttes HE romarin à cinéole ; masser la gencive après les repas, après le brossage des dents.*

GRIPPE : ravintsara, saro, niaouli, eucalyptus radié (V.L)

Ex. : *(V.O) 1 goutte HE ravintsara + 1 goutte HE laurier ; 1 goutte du mélange 3 fois par jour.*

Ex. : *(V.L) lotion préventive 10 gouttes HE ravintsara + 10 gouttes HE niaouli + 20 gouttes HE eucalyptus radié dans 30 ml HV macadamia ou HV amande douce ; en applications matin et soir sur le thorax et la nuque.*

H

HALEINE (mauvaise) = HALITOSE : menthe poivrée, romarin, basilic exotique, citron.

Ex. : *(V.O) 1 goutte HE menthe poivrée + 1 goutte HE romarin après chaque repas.*

HÉMATOME : voir « BLEU ».

(V.L) hélichryse italienne pure 2 à 3 gouttes plusieurs fois par jour.

HÉMORROIDES : cyprès, gaultherie, menthe poivrée.

Ex. : *(V.L) 10 gouttes gaulthérie + 30 gouttes cyprès + 10 gouttes menthe poivrée + 10 ml HV calophylle + 5 ml EL millepertuis en application locales jusqu'à 4 fois par jour.*

HÉPATITE VIRALE : romarin à cinéole, basilic exotique, citron.

Ex. : *(V.O) 1 goutte HE romarin + 1 goutte HE laurier avant les 3 repas, 15 jours à 3 semaines maximum.*

Contrôle médical et biologique souhaitable.

HERPÈS : ravintsara, saro, niaouli, EL millepertuis

Ex. : *(V.L) 2 ml HE ravintsara + 1 ml HE niaouli + 1 ml EL millepertuis + 1 ml HV noisette, 5 fois par jour (vitesse de renouvellement du virus !)*

HOQUET : estragon, basilic exotique, petit grain bigarade, mandarine.

Ex. : *(V.O) 1 goutte HE basilic. Absorber1 goutte tous les ¼ d'heures pendant1 heure.*

Ex. : *(V.L) 1 goutte HE basilic + 1 goutte HE mandarine dans un minimum HV amande douce en application sur le plexus solaire ou l'intérieur des poignets.*

HYPERTENSION ARTÉRIELLE : citron, romarin, ylang ylang.

(V.O) 2 fois par jour pendant 3 semaines.

Contrôle médical nécessaire.

Ex. : *(V.L) 10 gouttes ylang ylang + 15 ml HV amande douce sur le plexus solaire*

HYPERTHYROÏDIE : marjolaine des jardins.

Contrôle médical et biologique nécessaire.

Ex. : *(V.O) 1 goutte marjolaine des jardins 2 fois par jour pendant 20 jours.*

HYPOTHYROÏDIE : girofle.

(V.O) 1 goutte 2 fois par jour.

Contrôle médical et biologique nécessaire.

HYPOTENSION : menthe poivrée, pin sylvestre.

(V.L) massages en HV amande douce, au niveau des reins 2 fois par jour.

Contrôle médical et biologique nécessaire.

I

IMPETIGO: géranium rosat, tea tree.

Ex.: *(V.L) 10 gouttes HE geranium rosat + 5 gouttes tea tree + 5 ml HV argan + 10 ml EL millepertuis + 15 ml HV noisette; 3 applications par jour pendant 15 jours à 3 semaines maximum*

IMPUISSANCE: girofle, cannelle, menthe bergamotte, sarriette, (homme).

(V.L) en massage dans le bas du dos.

Ex.: *(V.O) 1 goutte HE cannelle + 1 goutte HE girofle + 4 gouttes HE citron 2 fois par jour.*

INFECTIONS BACTÉRIENNES ou VIRALES: ravintsara, saro, niaouli, tea tree, laurier noble, sarriette des montagnes, thym thymol ou linalol (enfant).

(V.O) 3gouttes HE par jour pendant10 jours et/ou (V.L)

Ex.: *(V.L) 20 gouttes HE ravintsara + 15 ml HV amande douce pour massages, 3 fois par jour sur le thorax. (à partir de 8 ans).*

INSOMNIE: ravintsara, petit grain bigarade, mandarine, lavande vraie.

(V.L) **Ex.:** *HE mandarine (ou bergamotte zeste), en diffusion atmosphérique.*

Ex.: *(V.L) 1 ml HE petit grain bigarade + 1 ml lavande vraie + 0,25 ml ravintsara + 15 ml HV amande douce; sur plexus solaire ½ heure avant le coucher et/ou poignets et (V.O) possible.*

INSUFFISANCE BILIAIRE: basilic exotique, romarin, menthe poivrée, citron, petit grain bigarade.

Ex.: *(V.O) 1 goutte HE romarin + 1 goutte HE basilic tropical + 3 gouttes HE citron avant les repas pendant 15 jours.*

INSUFFISANCE PANCRÉATIQUE: menthe poivrée, basilic exotique.

(V.O) 1 goutte HE avant les repas.

J

JAMBES LOURDES: voir « CONGESTION VEINEUSE ». Cyprès, romarin à cinéole, lavandin abrial, dans HV macadamia.

Ex.: *(V.L) 20 gouttes HE cyprès + 10 gouttes romarin abrial + 5 gouttes gaulthérie (si douleur légère) + 30 ml HV macadamia.*

LARYNGITE : marjolaine des jardins, niaouli, tea tree, thym à linalol, eucalyptus radiata.

Ex. : *(V.O) 1 goutte HE thym à linalol + 1 goutte HE tea tree + 1 goutte HE romarin à cinéole + 4 gouttes HE citron. 2 gouttes du mélange, 3 fois par jour.*

Ex. : *(V.L) 20 gouttes HE marjolaine des jardins + 30 gouttes HE ravintsara + 10 gouttes HE romarin 1,8 cinéole ; pour application locale au niveau du cou et de la nuque 3 fois par jour.*

LÈVRES GERCÉES : lavande vraie, petit grain bigarade, HV germe de blé, HV rose musquée du Chili, HV calophylle (V.L).

LITHIASE RÉNALE (suite de) : basilic tropical, citron, genévrier baies.

Ex. : *(V.O) 1 goutte HE basilic + 1 goutte HE genevrier ; 1 goutte 2 fois par jour pendant 15 jours et boire suffisamment.*

LUMBAGO (mal de dos) : gaulthérie, laurier noble, menthe poivrée.

Ex. : *(V.L) 30 gouttes HE gaulthérie + 20 gouttes HE laurier noble + 8 gouttes HE menthe poivrée + 10 ml EL millepertuis + 20 ml HV calophylle ; appliquer 2 à 3 fois par jour.*

M

MAL DE GORGE : sarriette, niaouli, citron, tea tree.

Ex. : *(V.O) 5 gouttes HE sarriette + 15 gouttes HE niaouli + 15 ml HV macadamia 3 fois par jour localement pendant 5 jours.*

MAL DES TRANSPORTS : citron, basilic, menthe poivrée.

Ex. : *(V.O) 1 goutte de HE citron, 1 goutte HE basilic et 1 goutte HE menthe poivrée sur ½ sucre ou 1goutte HE citron (pure) ou 1 goutte HE menthe poivrée (pure).*

MIGRAINES : voir « CÉPHALÉES ». Menthe poivrée, lavande vraie, gaulthérie.

1 goutte menthe poivrée, lavande vraie, gaulthérie en massage sur le front et les tempes (V.L), à renouveler toutes les ½ heures.

MYCOSES CUTANÉES : géranium rosat, lavande vraie, tea tree, girofle, (V.L).

Ex. : *1 ml HE geranium rosat + 1 ml HE tea tree + 0,5 ml HE girofle + 30 ml HV calophylle ; 2 à 3 applications locales sur la mycose pendant une quinzaine de jours.*

MYCOSES DIGESTIVES : cannelle (écorce), girofle, tea tree, lavande officinale, laurier, thym thymol.

MYCOSES UNGUÉALES : laurier noble, thym à thymol, tea tree.

Ex. : *(V.L) 2 gouttes HE thymus thymol + 3 gouttes HE tea tree + 3 gouttes HE laurier noble ; 2 à 3 applications par jour du mélange, jusqu'à disparition (quelquefois plusieurs mois).*

N

NAUSÉES : voir « MAL DES TRANSPORTS ». Citron, menthe, basilic exotique.

NAUSÉES de la femme enceinte : citron.

Ex. : *(V.O) 1 goutte HE citron sur un petit morceau de sucre sous la langue.*

NERVOSITÉ : voir « ÉMOTIVITÉ ». Lavande vraie, petit grain bigarade, géranium rosat, mandarine, marjolaine des jardins.

(V.L), en HV amande douce, à appliquer sur le plexus solaire et sur la face interne des poignets.

NÉVRALGIE : voir « LUMBAGO ».

Gaultherie (V.L) en HV calophylle et EL millepertuis, pour application 3 à 4 fois par jour si nécessaire.

O

OBÉSITÉ : voir « AMINCISSEMENT ».

ŒDÈME : voir « CONGESTION VEINEUSE ». cyprès, romarin à cinéole, lavandin abrial.

Ex. : *15 gouttes HE cyprès + 10 gouttes HE romarin à cinéole + 10 gouttes lavandin abrial dans 5 ml HV calophylle + 20 ml HV macadamia. Pour application en massages doux, en remontant des chevilles vers les genoux et vers les cuisses, si possible 2 fois par jour.*

ONGLES : applications locales quotidiennes HV argan.

OTITES ADULTES : romarin à cinéole, ravintsara, mandravasarotra (saro), lavande, niaouli.

> **Ex. :** *(V.L) 2 gouttes HE ravintsara + 2 gouttes HE niaouli + 2 gouttes HE saro ; en massage autour du pavillon de l'oreille.Utiliser le mélange pur ou dans un minimum HV amande douce.*
>
> (V.L) en massage autour de l'oreille.et (V.O possible)

OTITES ENFANTS : thym à linalol, romarin à cinéole, eucalyptus radié, niaouli.

> **Ex. :** *(V.L) 10 gouttes HE eucalyptus radié + 5 gouttes HE lavande + 5 gouttes HE niaouli +15 ml HV amande douce ; en massage autour du pavillon de l'oreille et de chaque côté du cou.*

P

PALPITATIONS : ylang ylang, basilic, marjolaine des jardins.

> **Ex. :** *(V.L) 2 gouttes HE ylang ylang + 1 goutte basilic tropical + 2 gouttes marjolaine des jardins + 5 ml HV macadamia ; en application sur le plexus solaire et au niveau du cúur.*

PARODONTOSES : girofle clous, laurier noble, tea tree, (V.L) et gargarismes avec HA laurier noble et HA thym thymol, ou de l'eau minérale.

> **Ex. :** *(V.L) 12 gouttes HE girofle + 5 gouttes HE laurier + 5 gouttes HE tea tree + 5 ml HV noisette. Mettre quelques gouttes sur l'index, puis appliquer par massages doux sur la gencive, après brossage des dents, après chaque repas.*

PEAU GRASSE et/ou IRRITÉE : petit grain bigarade, géranium rosat, romarin à cinéole, HV argan, HV jojoba, HV rose musquée du Chili

> **Ex. :** *(V.L) 10 gouttes HE géranium rosat + 10 gouttes HE petit grain bigarade + 5 gouttes HE romarin 1,8 cinéole + 10 ml HV argan + 20 ml HV jojoba. Pour application après la douche.*

PEAU SÈCHE : ylang ylang, petit grain bigarade, HV argan, HV jojoba, HV bourrache, HV rose musquée du Chili, HV germes de blé.

> **Ex. :** *10 gouttes HE petit grain bigarade + 5 gouttes ylang ylang + 30 ml d'un mélange des HV citées ci-dessus. Pour application optimalement après la douche.*

PELLICULES: romarin, ylang ylang, pin sylvestre (V.L) en massage sur le cuir chevelu.

Ex.: *2 gouttes HE romarin à cinéole + 2 gouttes pin sylvestre + 1 goutte ylang ylang + un minimum d'HV; en friction tous les 2 jours sur le cuir chevelu.*

PHARYNGITE: voir « ANGINE ». Romarin à cinéole, ravintsara, niaouli.

Ex.: *(V.L) 5 gouttes HE romarin à cinéole + 8 gouttes HE ravintsara + 8 gouttes HE niaouli + 15 ml HV macadamia; en friction sur la nuque et le cou 3 fois par jour.*

PHLÉBITE (suite de): cyprès, romarin à cinéole, helichryse italienne, gaulthérie.

Consulter un phlébologue ou un cardiologue.

Ex.: *(V.L) 20 gouttes HE gaulthérie + 20 gouttes HE romarin à cinéole + 10 gouttes hélichryse italienne + 5 ml HV calophylle + 10 ml macadamia. Masser après la crise, et seulement après (pour ne pas mobiliser de caillots). L'application se fera en remontant, dans le sens des chevilles vers le genou.*

PLAIES: ciste, lavandin abrial (V.L).

POLYARTHRITE RHUMATOÏDE: laurier noble, hélichryse italienne, gaulthérie couchée, basilic tropical.

Ex.: *(V.L) 20 gouttes HE gaulthérie + 20 gouttes HE romarin à cinéole + 5 gouttes HE laurier noble + 5 ml HV calophylle + 5 ml HV macadamia. En application sur les articulations douloureuses, raidies ou déformées, plusieurs fois par jour.*

Ex.: *(V.L) 2 gouttes HE hélichryse italienne + 1 goutte laurier noble + 1 goutte basilic tropical, en application 4 à 6 fois par jour localement.*

PIQÛRE D'INSECTE: lavande, citronnelle, géranium rosat, tea tree, eucalyptus globuleux, palmarosa.

Ex.: *(V.L) curatif: 8 gouttes HE géranium rosat + 1 goutte HE menthe poivrée; appliquer plusieurs fois par jour le mélange pur ou dilué dans un peu d'HV argan.*

Ex.: *(V.L) préventif: 40 gouttes HE citronnelle + 20 gouttes géranium rosat + 30 ml HV argan; pour application plusieurs fois par jour sur les parties découvertes.*

PRURIT : citronnelle de Java, lavande officinale, géranium rosat, EL millepertuis, HV bourrache.

> **Ex. :** *(V.L) 20 gouttes HE lavande vraie + 20 gouttes HE géranium rosat + 5 gouttes citronnelle de Java + 10 ml EL millepertuis + 10 ml HV bourrache + 10 ml HV amande douce ; pour applications douces 3 fois par jour, sans oublier de boire beaucoup.*

PSORIASIS : laurier noble, géranium rosat, hélichryse, lavande vraie, HV jojoba, HV germe de blé.

> **Ex. :** *(V.L) 20 gouttes lavande vraie + 10 gouttes géranium rosat + 5 gouttes laurier noble + 5 gouttes eucalyptus radié + 5 gouttes hélichryse italienne + 15 ml HV calophylle + 3 ml HV germes de blé + 12 ml HV rose musquée du Chili ; pour applications douces 3 fois par jour, sans oublier de boire beaucoup.*

R

RAYNAUD (maladie de) : hélichryse italienne.

> **Ex. :** *(V.L) 40 gouttes HE hélichryse italienne + 10 gouttes HE gaulthérie + 5 gouttes eucalyptus radiata + 10 ml HV calophylle + 20 ml HV macadamia ; pour application sur les extrémités froides.*

RAYONS X (conséquences des radiothérapies) : niaouli, tea tree, HV germe de blé, HV calophylle.

> **Ex. :** *(V.L) 30 gouttes HE niaouli + 10 gouttes lavande vraie + 5 gouttes tea tree + 5 ml HV germes de blé + 10 ml HV rose musquée du Chili + 15 gouttes HV calophylle ; appliquer après les séances, 3 fois par jour.*

RÈGLES DOULOUREUSES : ylang ylang, girofle, gaulthérie.

> **Ex. :** *(V.L) 1 goutte HE girofle + 2 gouttes petit grain bigarade + 3 gouttes HV amande douce ; en application 3 fois par jour sur le bas ventre.*
>
> **Ex. :** *(V.L) 10 gouttes HE girofle + 20 gouttes HE gaulthérie + 5 ml HV calophylle + 10 ml HV macadamia ; en application 3 fois par jour sur le bas ventre.*

RÉPULSIF MOUSTIQUE : citronnelle, géranium rosat (V.L).

RÉTENTION D'EAU : voir « CONGESTION VEINEUSE ». Genévrier.

RHINITES : eucalyptus radié, ravintsara, saro, niaouli, romarin 1,8 cinéole.

Ex. : *(V.L) 10 gouttes romarin 1,8 cinéole + 20 gouttes eucalyptus radié + 20 gouttes HE niaouli, dans 30 ml HV amande douce en application sur les poignets et le plexus solaire 2 à 3 fois par jour.*

Ex. : *HE romarin 1,8 cinéole + HE eucalyptus radié + HE saro à parties égales, en diffusion atmosphérique.*

Ex. : *5 gouttes HE eucalyptus radié + 5 gouttes HE ravintsara + 1 goutte menthe poivré ; 2 gouttes du mélange 5 à 6 fois par jour, à inhaler sur un mouchoir.*

RHINOPHARINGITES : eucalyptus radiata, ravintsara.

Ex. : *(V.L) mélange à parties égales de ces 2 HE, en friction sur la poitrine en HV amande douce*

Ex. : *ravintsara + tea tree, (V.O) 1 goutte de chaque2 à 3 fois par jour, sous la langue.*

RHUMATISMES : gaulthérie, hélichryse, sapin baumier, EL millepertuis, HV calophylle.

Ex. : *(V.L) 20 gouttes HE gaulthérie + 15 gouttes HE sapin baumier + 15 ml HV calophylle. ; pour application 2 à 3 fois par jour sur les articulations enraidies ou douloureuses. (On peut également appliquer ces HE pures sur les articulations, à raison d'un mélange composé à parties égales de 2 gouttes de chacune de ces 2 huiles).*

RHUME : voir « GRIPPE ».

RIDES : petit grain bigarade, hélichryse italienne, lavande officinale, géranium rosat, HV bourrache, HV onagre, HV jojoba, HV rose musquée du Chili, HV germes de blé (V.L).

Ex. : *(V.L) 12 gouttes HE petit grain bigarade + 6 gouttes HE hélichryse italienne + 6 gouttes ylang ylang + 20 ml HV bourrache + 10 ml HV argan ; pour application, régulièrement, 1 à 2 fois par jour.*

S

SAIGNEMENT DE NEZ (épistaxis) : ciste ladanifère, géranium rosat.

Ex. : *(V.L) 1 goutte HE ciste + 1 goutte HE géranium rosat ; quelques gouttes du mélange sur un coton à placer dans le nez.*

SCIATIQUE : hélichryse italienne, gaulthérie, lavande vraie, menthe poivrée.

Ex. : *(V.L) 15 gouttes HE gaulthérie + 15 gouttes HE lavande vraie + 3 gouttes HE menthe poivrée + 5 ml EL millepertuis + 5 ml HV calophylle + 5 ml HV macadamia.*

SPASMOPHILIE : basilic tropical, marjolaine des jardins, petit grain bigarade, lavande.

Ex. : *(V.L) 20 gouttes HE basilic tropical + 10 gouttes HE lavande vraie + 10 gouttes HE petit grain bigarade + 15 ml HV noisette ; pour application sur les poignets, le plexus solaire.*

SINUSITE : niaouli, tea tree, ravintsara, menthe poivrée, eucalyptus radiata, thym à thymol.

Ex. : *(V.L) 10 gouttes HE ravintsara + 10 gouttes HE eucalyptus radiata + 10 gouttes HE romarin à cinéole + 15 ml HV macadamia ; en massages sur le front et les pommettes (sinus), plusieurs fois par jour.*

Ex. : *(V.O) 1 goutte HE thym thymol + 1 goutte HE eucalyptus radiata + 3 gouttes romarin à cinéole ; 1 goutte du mélange 3 fois par jour, à laisser en bouche une minute, sur un petit morceau de pain ou dans un peu de miel.*

STRESS : voir « PALPITATIONS ». Ylang ylang, marjolaine des jardins, lavande vraie, petit grain bigarade.

Ex. : *(V.L) 20 gouttes HE petit grain bigarade + 3 gouttes HE ylang ylang + 15 ml HV macadamia ; en application sur le plexus solaire.*

SYNDROME MÉNOPAUSIQUE : voir « BOUFFÉES DE CHALEUR ». Cyprès, petit grain bigarade.

Ex. : *(V.L) 15 gouttes HE cyprès + 10 gouttes HE petit grain bigarade + 15 ml HV amande douce. En application sur le bas ventre.*

Ce mélange peut également s'administrer par voie orale (1 goutte 3 fois par jour).

T

TENDINITE : voir « ARTHRITE ».

TORTICOLIS : lavandin abrial, ravintsara, romarin à cinéole, gaulthérie.

Ex. : *(V.L) 15 gouttes HE gaulthérie + 15 gouttes HE lavandin abrial + 15 ml HV calophylle ; à appliquer sur les vertèbres cervicales.*

TOUX : cyprès, eucalyptus radié, myrte Corse, sapin baumier.

Ex. : *(V.L) (toux grasse)*
10 gouttes HE myrte Corse + 5 gouttes thym à linalol + 5 gouttes HE sapin baumier + 15 ml HV amande douce, en massage sur le thorax et le dos 2 à 3 fois par jour.

Ex. : *(V.L) (toux sèche)*
10 gouttes HE ravintsara + 5 gouttes HE cyprès + 5 gouttes HE lavande vraie + 15 ml HV amande douce en massage sur le thorax et le dos 2 à 3 fois par jour.

Ex. : *(V.O) cyprès, eucalyptus radié, petit grain bigarade ; prendre 1 goutte de chaque en mélange, 2 fois par jour.*

TRACHÉÏTE : voir « ANGINE » ; voir « TOUX.

TRANSPORT « mal des » : citron, menthe poivrée.

Ex. : *(V.O) 1 goutte HE citron et/ou 1 goutte HE menthe poivrée sur ½ sucre avant le départ, à renouveler pendant le trajet.*

U

URTICAIRE : lavande vraie, géranium rosat.

Ex. : *(V.L) 20 gouttes HE lavande vraie + 15 gouttes HE géranium rosat + 30 ml EL millepertuis ; pour application.*

V

VARICES: voir « CONGESTION VEINEUSE ». Cyprès, lavandin abrial, hélichryse italienne, romarin 1,8 cinéole.

> **Ex.:** *(V.L) 15 gouttes HE cyprès + 10 gouttes HE lavandin abrial + 15 gouttes HE romarin à cinéole + 10 ml HV calophylle + 20 ml HV macadamia. En massages doux, en remontant des chevilles vers les genoux, puis vers les cuisses.*

VERGÉTURES: géranium rosat, lavande officinale, mandarine, HV rose musquée du Chili, HV bourrache, HV jojoba.

> **Ex.:** *(V.L) 10 gouttes HE mandarine + 5 gouttes HE géranium rosat + 5 ml HV germes de blé + 15 ml HV rose musquée du Chili + 10 ml HV bourrache d'HE, masser régulièrement 3 fois par jour.*

VERRUES: sarriette des montagnes, citron zeste.

> **Ex.:** *(V.L) 1 ml HE citron + 1 ml HE sarriette des montagnes + 5 ml thuya occidentalis. Appliquer avec un coton tige, 2 fois par jour, pendant plusieurs semaines.*

VIEILLISSEMENT CUTANÉ: hélichryse, niaouli, HV rose musquée du Chili, HV argan, HV bourrache, HV germes de blé (V.L).

VOMISSEMENTS voir « NAUSÉES ». Menthe poivrée, citron, (V.O).

Z

ZONA: voir « HERPÈS ». Ravintsara, saro, niaouli, menthe poivrée, basilic.

> **Ex.:** *(V.L) 30 gouttes HE ravintsara + 10 gouttes HE niaouli + 5 gouttes HE lavande vraie + 5 gouttes HE géranium rosat + 5 gouttes HE menthe poivrée + 10 ml EL millepertuis + 20 ml HV calophylle, pour application 5 fois par jour (vitesse de renouvellement du virus) sur les zones douloureuses.*

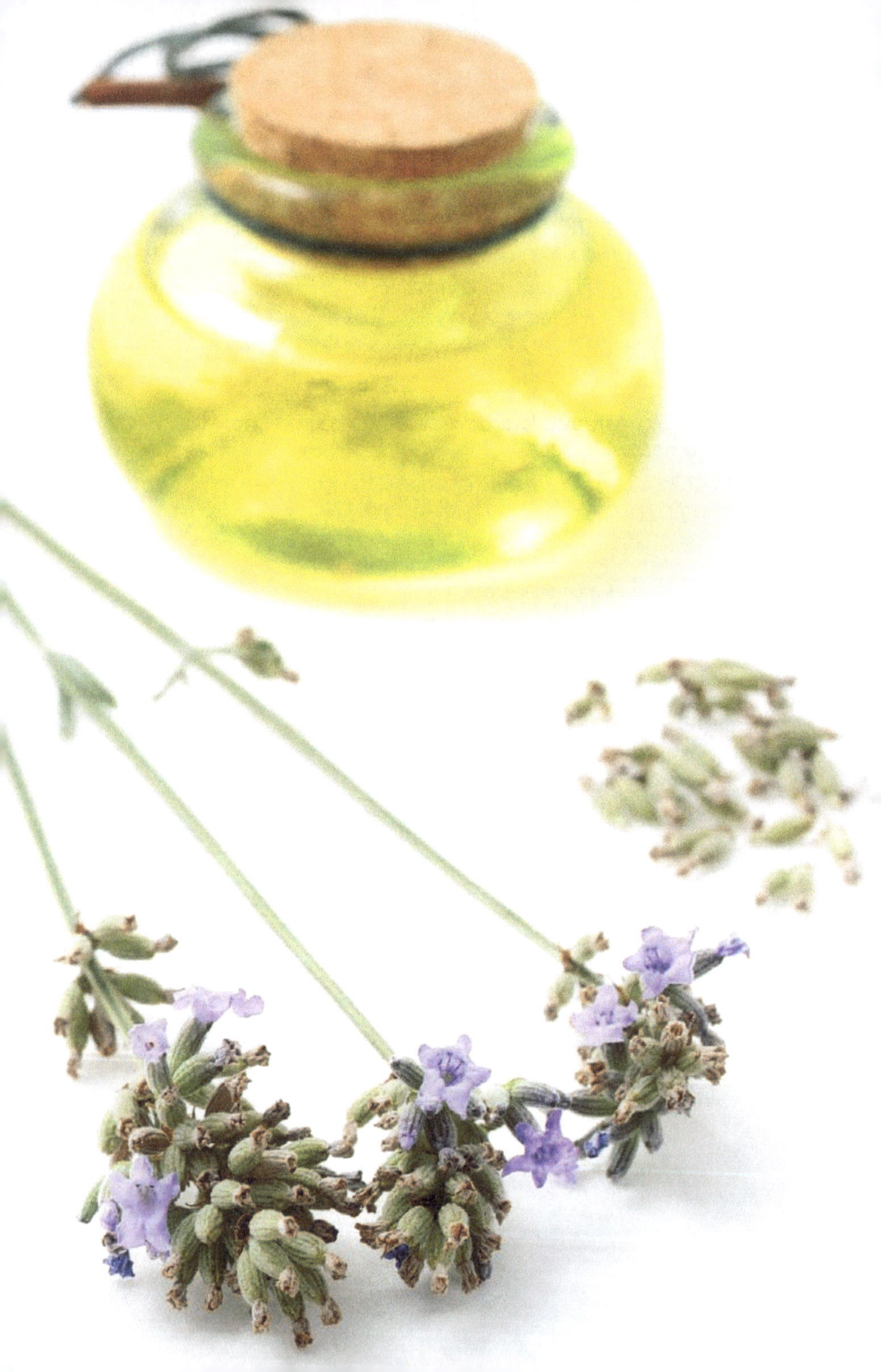

Qu'est-ce que l'aromathérapie ?

Un peu d'histoire et de tradition

Au commencement était la plante…

Et la plante fut le premier remède de l'homme, que la nature mit à sa disposition avant même son apparition…

Depuis l'origine de l'homme, à travers tous les temps, sur tous les continents du monde, à travers toutes les civilisations depuis les plus primitives, l'homme a toujours privilégié les plantes et plus encore, les plantes aromatiques, puis les Huiles Essentielles, à des fins domestiques, alimentaires, rituelles, cosmétiques, mais aussi dans un but thérapeutique évident.

Terres de soleil propices aux plantes aromatiques, L'Inde (« *Rig Veda* », « *Sucrutasamhitâ* »), la Chine (« *Pen T'sao* »), le Bassin méditerranéen (Égyptiens, Grecs et Romains) furent les principaux berceaux de la culture aromatique.

Quelques repères…

- **Préhistoire** : au fond des grottes préhistoriques, on retrouve des auges en pierre contenant les restes de baies de genévrier.
- **3 000 av. J.-C.** : les Égyptiens pratiquent les célèbres embaumements. Qui ne connaît les fameuses momies égyptiennes spectaculairement conservées grâce à l'utilisation savante des HE !

- **1000 av. J.-C.** : les Perses mettent au point et perfectionnent le procédé de distillation.
- **460 - 377 av. J.-C.** : Hippocrate « le Père de la médecine » décrit les plantes aromatiques et la façon d'utiliser les HE, tout au long de ses 72 volumes du « Corpus hippocratum ».
- C'est au **Xe siècle** de notre ère que l'on attribue au médecin et alchimiste arabe Jabir Ibn Hayyan l'invention de l'alambic, instrument qui sert à extraire par distillation les huiles aromatiques. Les procédés d'extraction s'amélioreront par la suite, surtout après le XVIe siècle où l'on maîtrise de mieux en mieux les produits du Feu et de l'Eau…
- Au **XVe siècle**, rappelons que les apothicaires étaient appelés « aromaterii »…
- Jusqu'au **XVIe siècle**, l'histoire de l'aromathérapie se confond en grande partie avec celle de la phytothérapie. Ce sont les plantes, dans leur ensemble, qui constituaient la base des médications empiriques utilisées par les civilisations antiques.
- **XVIIe siècle** : l'anecdote du « vinaigre des quatre voleurs » nous rappelle combien les HE étaient efficacement utilisées pour se prémunir des épidémies de peste. En 1630, une épidémie de peste décima la ville de Toulouse. Tout le monde mourait, sauf quatre voleurs qui furent pris sur le fait à détrousser les cadavres. Le tribunal leur demanda le secret de leur résistance à la peste. Ils avouèrent avoir trouvé un remède à base d'huiles essentielles… qu'ils prenaient quotidiennement pour s'enduire le corps afin de se protéger ! Le tribunal leur accorda la vie sauve pour avoir révélé la composition du fameux vinaigre. Sauge, basilic, romarin, ail, menthe, cannelle, muscade, camphre et rue officinale entraient dans cette potion complexe qui fut inscrite au Codex dès 1748 et vendue en pharmacie comme antiseptique… jusqu'au XIXe siècle !
- **XIXe siècle** : étudiant les médecines naturelles traditionnelles, l'homme moderne, se servit des mêmes végétaux comme matières premières privilégiées, pour isoler scientifiquement les substances thérapeutiquement actives qu'elles recelaient. C'est l'**avènement de la civilisation industrielle** et l'oubli total des HE, au profit

des médicaments issus de la synthèse chimique des molécules. C'est l'époque industrielle de la synthèse ou de l'hémisynthèse de ces molécules actives, copiées de la **nature**, puis purifiées, concentrées… La médecine moderne dérive naturellement des découvertes effectuées par les ethnopharmacologues à partir de l'étude des connaissances ancestrales transmises par la Tradition.

Mais, un paramètre n'a pu être imité : la « vie » de la plante qui vient au secours et s'accorde à notre vie. Notre corps est sensible aux plantes vivantes, mais ne reconnaît qu'imparfaitement leurs principes bienfaisants dans la chimie pure et dure : le foie et d'autres organes en souffrent souvent…

Nous sommes issus de la **nature,** pas de la chimie industrielle… Depuis la nuit des temps, notre corps a été en contact avec les produits de cette nature dont il est partie intégrante. Il les reconnaît, les apprécie comme étant des substances vivantes, pour beaucoup utiles et salutaires. Les composés de la chimie industrielle moderne, même très performants, lui sont étrangers et parfois reçus en ennemis.

Ces produits proviennent en général de l'exploitation du pétrole. Or le pétrole est issu de substances qui, bien que vivantes à l'origine, ont été fossilisées, transformées par dégradation, dévitalisées.

Elles ne peuvent donc apporter aucune valeur ajoutée « vivante » aux produits qui en dérivent. Certes, cette substance inanimée est très utile aux objets inanimés eux-mêmes et leur confère une « vie » d'activité mécanique appréciée, mais qui, on le constate cruellement à notre époque, engendre une entropie de dégradation du milieu, une pollution inéluctable…

- **XXe siècle Renouveau :** re-naissance de l'utilisation des HE naturelles en thérapeutique.
- **1928**. Le terme néologique d'« aromathérapie » est utilisé pour la première fois par le chimiste René Maurice Gatefosse. Pionnier de la parfumerie moderne, ce dernier eut le réflexe (qui s'avéra « génial ») de plonger ses mains brûlées par une explosion survenue dans son laboratoire dans un cristallisoir rempli d'Huile Essentielle de lavande aspic. Le soulagement de sa douleur et la guérison de sa

plaie furent si rapides, qu'étonné par un tel résultat, il décida d'approfondir l'étude des Huiles Essentielles ainsi que leurs propriétés.

L'aromathérapie moderne était née, dans une approche désormais scientifique.

- **1960** : le Docteur Jean Valnet reprit les travaux de Gatefosse et publia plusieurs ouvrages de référence.
- **1970** : Pierre Franchomme développa systématiquement la notion de chemotype (ou chimiotype), contribuant ainsi à l'amélioration de la qualité des HE utilisées, notamment en vue de leur utilisation thérapeutique.
- P. Mailhebiau, JP Willem et « les médecins aux pieds nus » prirent la suite…

Depuis la fin du XXe siècle, l'aromathérapie devient une discipline pharmaceutique à part entière résultant de la pharmacognosie. Mélange savant de botanique, de biochimie, de pharmacie et de médecine, l'aromathérapie est une discipline qui bénéficie actuellement de l'avancée des méthodes d'analyse modernes, en particulier de la chromatographie en phase gazeuse et de la spectrométrie de masse, ces deux techniques permettant d'établir une véritable carte d'identité de l'HE, de considérer ce que révèle l'analyse qualitative et quantitative précise des différents composés aromatiques présents dans l'HE, pour en tirer un parti judicieux. Ces techniques fines d'analyse permettront à la médecine de mieux appréhender les différents mécanismes d'action moléculaire, et d'affiner les prescriptions d'HE.

Qu'est-ce qu'une Huile Essentielle ?

Une « essence » végétale est une substance naturelle, élaborée dans des cellules spécialisées des plantes aromatiques. Grâce à la présence de chlorophylle, les végétaux sont capables de synthétiser à partir de l'énergie solaire, des sucres et des matières organiques – dont les « essences » – leur permettant de croître, de se multiplier, de se défendre contre différentes sortes d'insectes, bactéries, virus ou autres parasites...

Feuille, fleur, tige, écorce, racine, bois... sont autant d'organes producteurs (notés **op**) potentiellement capables de synthétiser des essences végétales. Attention donc, en fonction de l'organe producteur d'une même plante aromatique, il est possible d'obtenir des HE de compositions biochimiques très différentes, et donc ayant des propriétés thérapeutiques très différentes également !

Le règne végétal compte plusieurs centaines de milliers d'espèces dont environ 4000 d'entre elles sont capables de synthétiser des essences aromatiques. Toutefois, seulement quelques centaines fabriquent ces substances précieuses en quantité suffisante pour qu'on puisse les extraire. L'« essence » d'une plante est donc une substance odorante et volatile bénéficiant parfois de propriétés bienfaisantes produites par certaines plantes et pouvant être extraite sous forme de liquide : l'« Huile Essentielle » (HE).

L'HE est le résultat de la distillation par entraînement à la vapeur d'eau de la partie odoriférante et volatile de la plante aromatique.

L'HE est l'« essence » distillée de la plante.

Bien qu'on les appelle huiles, ces substances ne contiennent aucun corps gras : une goutte déposée sur un papier s'évaporera sans laisser de trace contrairement à une huile végétale.

Au sortir de l'alambic :

- L'HE est « 100 % pure et naturelle », liquide, d'une densité <1, c'est-à-dire plus légère que l'eau.

Exception : certaines HE sont cependant légèrement plus lourdes que l'eau. Ce sont des huiles à phénols, (HE girofle d =1,0594) ; (HE cannelle de Chine d = 1,054), d'autres à fortes proportions de salicylate de méthyle (HE bouleau d = 1,1785) ; (HE gaulthérie couchée d = 1,1807) ou encore (HE cannelle de Ceylan d = 1,0027).

- Chaque HE possède une odeur caractéristique, généralement assez agréable (sauf exception comme HE de racine de livèche par exemple… pourtant tellement utile pour soigner).
- La couleur de l'HE est également caractéristique, généralement jaune pâle ou légèrement ambrée.
- L'HE est insoluble dans l'eau mais miscible dans l'alcool et dans les Huiles Végétales, en toutes proportions.

La production des HE : de la cueillette à l'alambic

Le travail attentionné mis au service de la culture des plantes aromatiques par des hommes respectueux de la **nature** est indispensable.

La culture biologique, pour laquelle sont proscrits cocktails d'engrais chimiques, pesticides de synthèse, herbicides, insecticides, fongicides, etc., est également indispensable à l'obtention d'une HE de qualité médicale. Il faut savoir que des études chromatographiques récentes montrent que les pesticides sont retrouvés dans les HE !

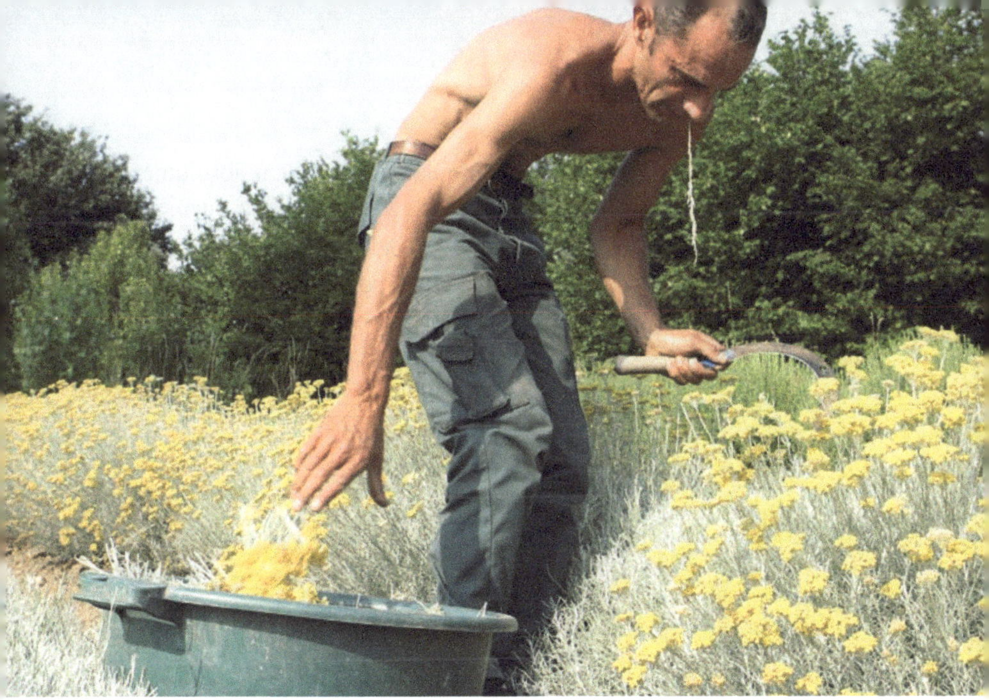

Seule la culture biologique pratiquée au sein d'un bon « terroir » permet de limiter au maximum ces pollutions prévisibles. Quant aux diverses pollutions de l'atmosphère, nous ne pouvons hélas que les subir ! Nous n'oserons donc rien dire à propos des HE non biologiques, que nous éviterons cependant d'utiliser !

Quelques Labels encadrent les pratiques de production des HE. Parfois contestables ou imparfaits, ils demeurent cependant la garantie d'une plus grande sécurité. Parmi les plus intéressants, citons pour exemple :

- Le Label AB est authentique (Agriculture biologique).
- Le Label Nature et Progrès est le plus exigeant.
- Le Label Ecocert, accrédité par la COFRAC (Comité français d'accréditation) (norme EN 45011) exige indépendance, compétence et impartialité...

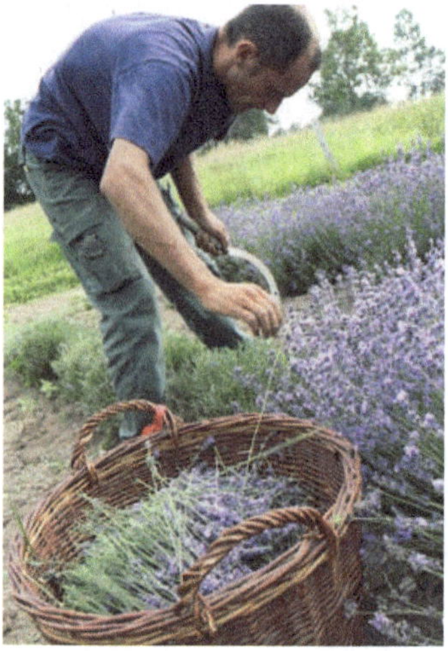

Par ailleurs, il convient absolument de faire l'éloge du métier de cueilleur.

1) La cueillette, pratiquée par des cueilleurs professionnels, permet une pratique assurant le renouvellement des ressources végétales prélevées. Est-ce bien toujours le cas lors des récoltes « intensives » trop mécanisées? La préservation écologique de l'environnement et le respect de la nature sont en effet des objectifs de la plus haute importance.

2) Les cueilleurs professionnels s'appliquent à prélever la matière première végétale poussant à l'état sauvage dans des zones situées à l'écart des pollutions identifiables.

3) Les cueilleurs professionnels ont une excellente connaissance des plantes; leur identification botanique est sûre. Ainsi, les espèces botaniques voisines, quelquefois toxiques ne sont-elles pas confondues avec la plante recherchée.

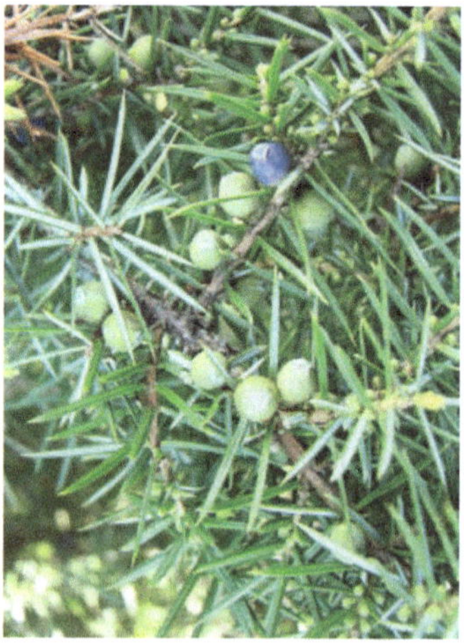

4) Seule la partie de la plante intéressante est prélevée, et ce, uniquement lorsque la plante présente une parfaite maturité. Par exemple, un cueilleur récoltera au sécateur, pratique manuelle artisanale, les rameaux de genévrier chargés de baies mûres, en évitant de couper l'arbre entier pour le broyer avant de le distiller… car alors ce n'est pas HE genévrier op baie qui serait obtenue, mais plutôt HE de bois de genévrier, avec très peu de baies… non matures: cela est bien différent et inacceptable d'un point de vue thérapeutique! Ne nous y trompons pas, ces pratiques très lucratives peuvent encore exister…

Autre exemple, les fleurs de bourrache ou d'hélichryse doivent être cueillies chaque jour, par beau temps, après la rosée, afin d'obtenir une qualité optimale.

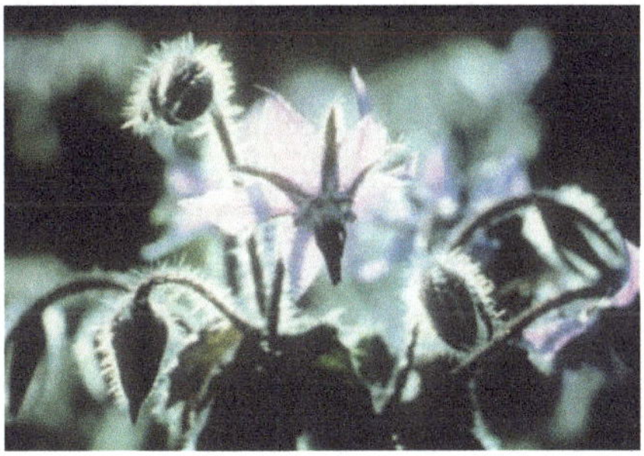

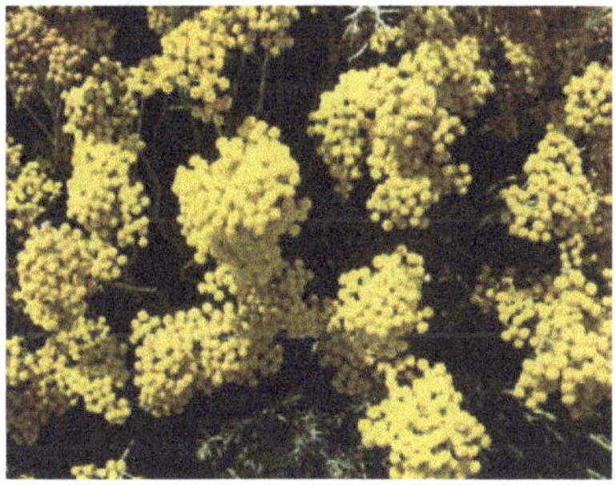

La composition qualitative, mais aussi le rendement en HE d'une plante est fonction :

- Du biotope dans lequel vit la plante (terroir, exposition, climat, ensoleillement, altitude, degré hygrométrique…).
- Du mode de culture (sauvage, culture biologique…).
- Du moment de la récolte (il existe en effet des variations journalières, comme pour la bourrache, et bien sûr des variations saisonnières).

Une fois la plante saine, sauvage ou cultivée en bio correctement recueillie, il faut en extraire l'HE, dans les règles de l'art et du savoir-faire. Notons combien il est indispensable que chacune de ces différentes étapes (culture, cueillette et distillation) soit encadrée, pour assurer la qualité du produit final.

Aujourd'hui, l'extraction de HE se fait principalement selon les procédés suivants :

- La pression à froid, procédé mécanique utilisé pour les zestes d'agrumes comme l'orange, le citron, le pamplemousse…
- L'extraction par un solvant organique ou par enfleurage, procédés surtout utilisés pour les fleurs fragiles. Ces pratiques, usuelles en

parfumerie et dans l'industrie cosmétique ne sont pas de mise en aromathérapie.

- L'extraction par CO_2 supercritique ; mode d'extraction impliquant un gaz à une température et à une pression telle qu'il se comporte comme un liquide.
- La distillation à la vapeur d'eau, procédé inventé vers le XIe siècle et très utilisé aujourd'hui. C'est le seul procédé, avec l'expression à froid des zestes de citrus qui soit réglementaire et acceptable selon les normes de la pharmacopée française, en vue de l'obtention d'une qualité médicale pour une utilisation des HE à visée thérapeutique.

Ainsi, l'HE est obtenue dans un alambic, par distillation à la vapeur d'eau de la partie considérée de la plante aromatique : on obtient par ce procédé la quintessence de la plante, l'ensemble des molécules volatiles entraînées par la vapeur d'eau.

Cette HE sera utilisée à des fins médicales, d'hygiène ou de beauté, sans oublier les utilisations culinaires qui flattent tant le palais...

Phénols, alcools terpéniques, terpènes, aldéhydes, esters, cétones... sont autant de composants que l'on retrouve dans les HE qui ont une composition biochimique très complexe et très concentrée en substances actives savamment élaborées par la **nature** (on parle d'un ensemble de plus de 8 000 molécules actives décelées actuellement par les techniques analytiques modernes : chromatographie en phase gazeuse et spectrométrie de masse).

L'HE est donc un véritable concentré d'énergie solaire, de molécules odoriférantes souvent très actives en thérapeutique. Voir page 117.

La vapeur d'eau passe dans la cuve contenant les plantes ; elle circule tout autour de la plante, elle l'enveloppe, elle la traverse, entraînant ainsi avec elle les précieuses molécules volatiles. La vapeur d'eau ainsi chargée en principes actifs sera ensuite condensée doucement le long d'un serpentin de refroidissement baignant dans une cuve d'eau froide. Les gouttelettes condensées arrivent ensuite dans « l'essencier » : c'est donc un mélange d'eau et d'huile que l'on recueille dans l'essencier.

La distillation

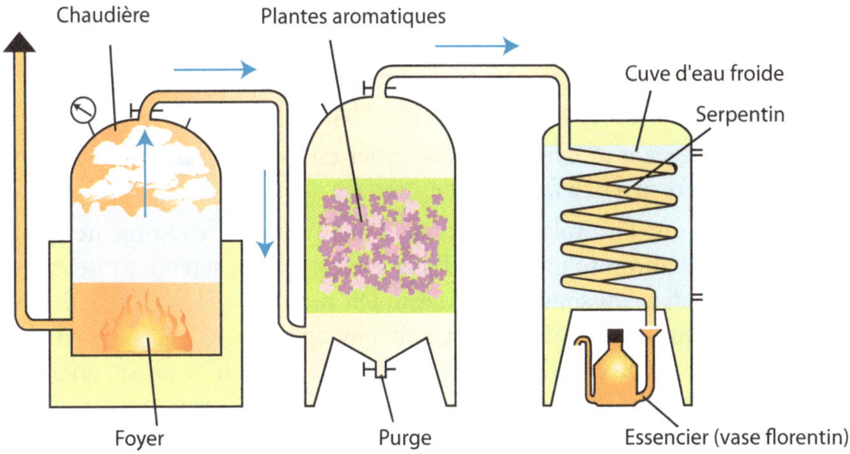

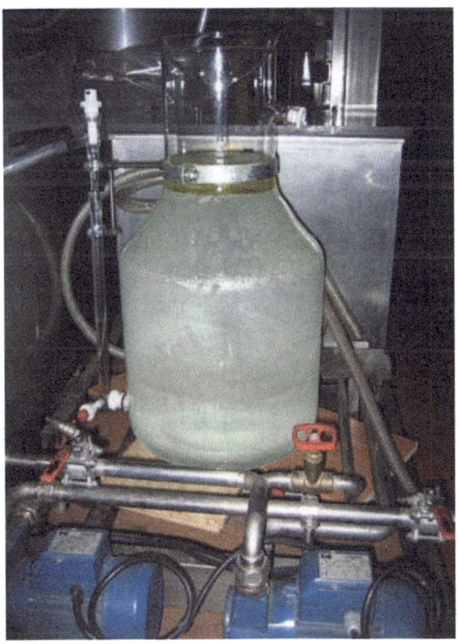

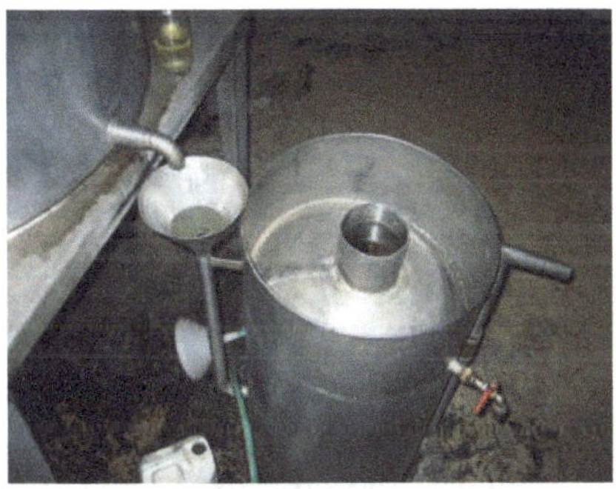

Essencier : J. Ruiz Abiessences

< On distingue
HE : huile essentielle
HA : l'hydrolat aromatique, au sortir de l'alambic est encore mélangé à l'HE ; d'où son aspect laiteux.
Essencier : L. Gautun Essenciagua

Ce mélange (eau + huile essentielle), d'aspect laiteux, que l'on recueille au sortir de l'alambic, est donc formé de « l'hydrolat aromatique » (HA) de la plante encore mélangé à son huile essentielle (HE). La décantation de ce mélange HA + HE, de plusieurs heures ou même de plusieurs jours permettra de séparer l'HE (phase huileuse, le plus souvent plus légère que l'eau), de l'hydrolat (HA), phase aqueuse.

Le surnageant recueilli dans l'essencier est donc composé d'HE pure, que l'on récupérera facilement en surface.

À noter que l'hydrolat aromatique d'une plante est constitué de toute sa fraction hydrosoluble, plus d'une faible partie de son huile essentielle capable de se dissoudre dans l'eau. On peut ainsi trouver de 0,2 % à 0,5 %, quelquefois, dans des conditions optimales, jusqu'à 2 % d'HE dissout dans un HA. De ce fait, on voit bien que HA n'est pas qu'un sous-produit de la distillation, mais qu'il possèdera une activité thérapeutique avec des propriétés qui lui sont propres (et qui peuvent être différentes de celles de l'HE). L'HA présente une grande facilité d'administration, notamment par la voie orale, et surtout une toxicité nulle compte tenu de son faible taux d'actif. Nos Anciens le savaient bien : aux heures de gloire de la Rome Antique, tout comme à Athènes, ne distillait-on pas les plantes aromatiques pour utiliser l'hydrolat produit, en tout premier lieu ? Rappelons que la balnéothérapie, et son usage de l'hydrolat, étaient une coutume et un plaisir courant, à l'époque. C'est l'HE qui, à cette époque était considérée comme un sous produit de la distillation !

Les HE sont précieuses, rares et coûteuses, car elles sont issues de végétaux ne donnant souvent que de faible rendement et leur obtention, depuis la culture bio, la cueillette et la distillation, nécessite de mettre en œuvre des procédés longs et délicats.

L'extraction des huiles essentielles est coûteuse, surtout à cause de la très grande quantité de matière première requise : il faut compter plusieurs dizaines de kg de plantes, en moyenne, pour obtenir un litre d'huile essentielle ; et même bien davantage dans le cas de certaines plantes comme la mélisse, la verveine citronnée ou la rose. D'où les prix élevés des véritables « Huiles Essentielles pures et naturelles ».

Voilà pourquoi, en l'absence de contrôles analytiques réguliers et approfondis sur chacun des lots d'HE produits, il n'est pas rare de trouver des lots d'HE falsifiés, coupés, dilués mélangés, déterpénés... extraits à l'hexane ou au white spirit... par des vendeurs ou des « marchands » peu scrupuleux. Notons qu'il existe par ailleurs des HE synthétiques, qui, certes, conviennent à la parfumerie, mais pas à l'aromathérapie.

Pour une distillation de qualité, nous devons retenir les règles suivantes qui, correctement suivies, assureront l'obtention d'HE de qualité médicale :

- La distillation doit être la plus longue possible, pour être sûr d'obtenir un cocktail de molécules actives le plus complet possible (« totum » de la plante), le plus intègre possible.
- La température de distillation doit être la plus basse possible (toujours légèrement inférieure à 100 °C).
- La pression de distillation doit demeurer la plus basse possible tout au long de la distillation.
- L'alambic devra avoir une capacité optimale de 1 500 litres ; ceci est une véritable condition de qualité (il faut en effet éviter le plus possible les produits issus de la distillation dans des cuves de 20 ou 30 mètres cubes !). Un alambic moderne possédant une cuve en inox de qualité « alimentaire », présentant des soudures lisses et non poreuses est propice à une hygiène optimale.

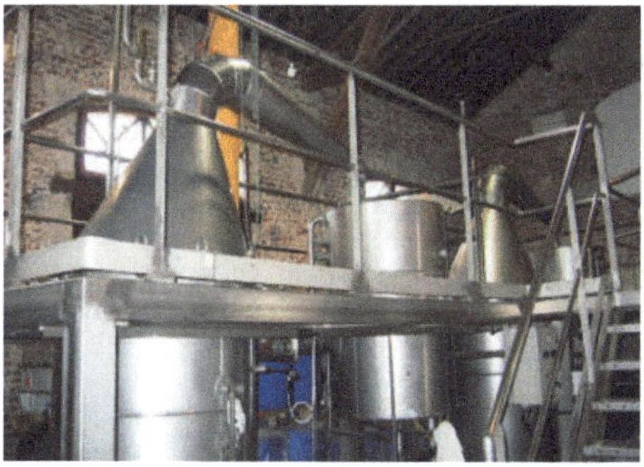

Alambic moderne, conçu entre Sciences et Tradition par L. Gautun Laboratoire Essenciagua

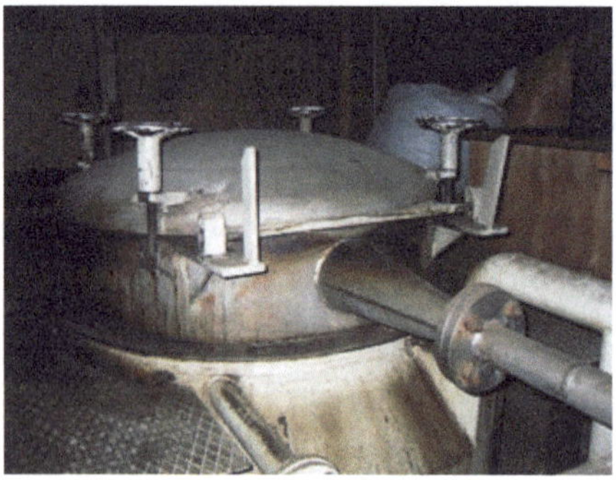

Alambic type Esseyric, inox
M. Joël Ruiz, Laboratoire Abiessences

Je reste pour ma part très attaché à une production artisanale de qualité, pratiquée avec le savoir-faire d'un véritable artisan distillateur, dès lors que cet artisan suit les normes modernes de l'hygiène industrielle, application de la méthode HACCP *(Hazard Analysis Critical Control Point)*, et qu'il prend soin de faire analyser et chemotyper chacun des lots d'HE produits, par des laboratoires indépendants spécialisés en chromatographie.

Il existe, et c'est heureux, des produits provenant de l'artisanat authentique, fabriqués par des artisans distillateurs ayant un vrai savoir-faire et un véritable amour du travail bien fait, qui ne comptent ni leur temps, ni leur fatigue, chez qui le souci de rentabilité n'est pas devenu une obsession… ! Leurs produits n'ont rien à envier en matière de qualité à ceux issus d'une production industrielle moderne… Mais ils sont rares, car les coûts de revient d'une production artisanale de qualité sont très élevés ! Rares : ils sont donc très précieux pour la production des HE que nous utilisons en aromathérapie.

Répétons-le : **la qualité a un prix** ; c'est une juste rétribution du travail effectué « dans les règles de l'art » ; le consommateur heureusement préoccupé aujourd'hui de « commerce équitable » doit absolument en prendre conscience. Il doit savoir choisir. Il doit savoir que le prix de cette qualité-là, c'est le prix du travail et de l'amour, le prix de cet art de la distillation qui n'est heureusement pas que financier !

Il y a en effet une différence considérable de qualité, entre une HE chemotypée obtenue depuis la plante soignée dans le respect de l'environnement, la récolte manuelle par cueillette à la maturité de la plante, suivie d'une distillation artisanale douce et très lente, avec un savoir-faire traditionnel selon des normes scientifiques modernes, et l'HE que l'on pourrait produire d'une manière « intensive », dans des alambics à trop fort tonnage, ayant subi une température trop élevée, et/ou une pression trop forte, pendant un temps court ne permettant pas de recueillir le « totum » de la plante…

Pour une HE de qualité médicale, nous devons exiger que la distillation soit bien menée jusqu'à son terme (le bois de santal met en effet jusqu'à 100 heures pour se donner…), car c'est bien le « totum » de la plante, l'HE « totale » qui intéresse l'aromathérapeute et non pas seulement telle ou telle molécule prise isolément (comme c'est le cas en médecine conventionnelle, qui utilise dans le médicament de synthèse une ou deux molécules actives, certes très efficaces, mais pas toujours dénuées d'effets secondaires dont nous sommes quotidiennement les témoins…).

L'HE totale est une synergie naturelle d'actifs, dont l'efficacité thérapeutique est due à quelques principes actifs dominants, dont les effets secondaires sont compensés par de nombreux principes équilibrants contenus dans le totum moléculaire : c'est ce qui fait toute la richesse du produit. Là est la base d'une médecine naturelle alternative, voilà pourquoi nous ne devons utiliser que des HE de grande qualité pour la thérapeutique. Cette **qualité** indispensable a un prix, un prix équitable pourrait-on dire !

La distillation de 100 kg de plante fraîche permet d'obtenir :

1 kg HE lavande vraie (op sommités fleuries)

300 g HE géranium bourbon (op sommités fleuries)

20 g HE mélisse (op feuille)

8 à 20 g HE rose de Damas (op pétales de la fleur)

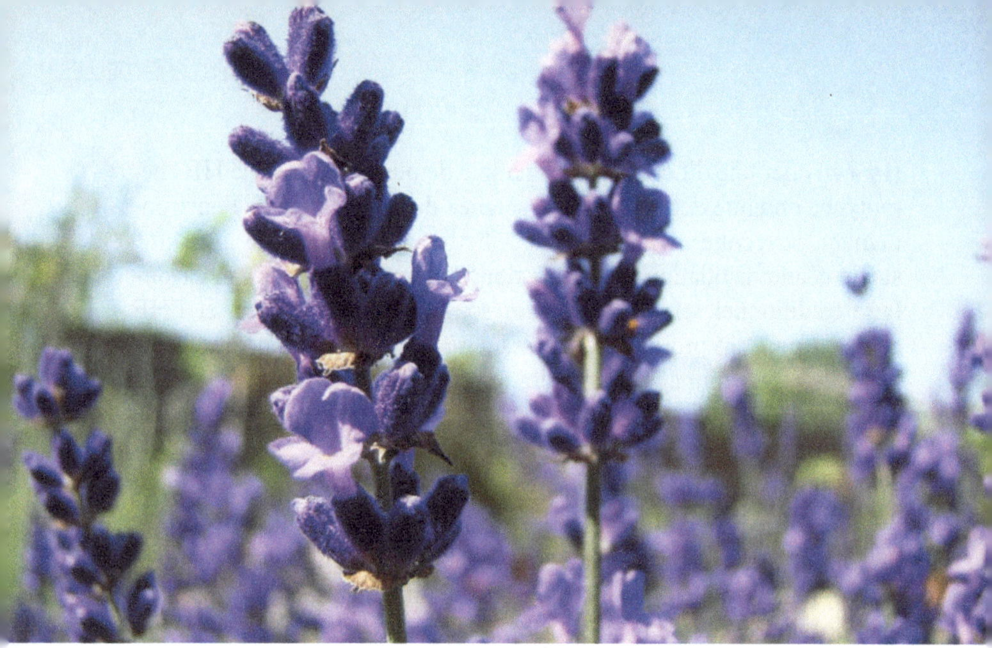

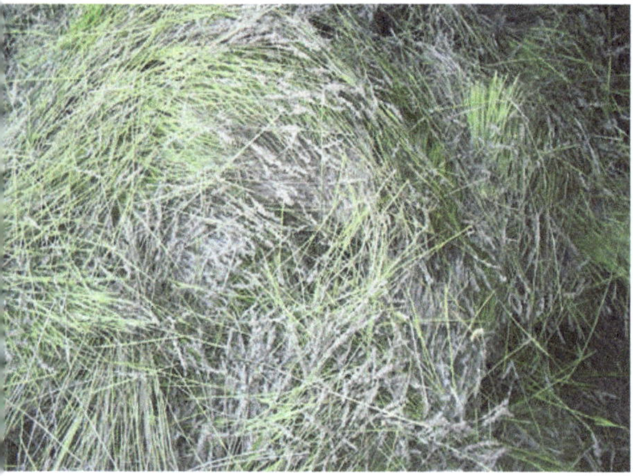

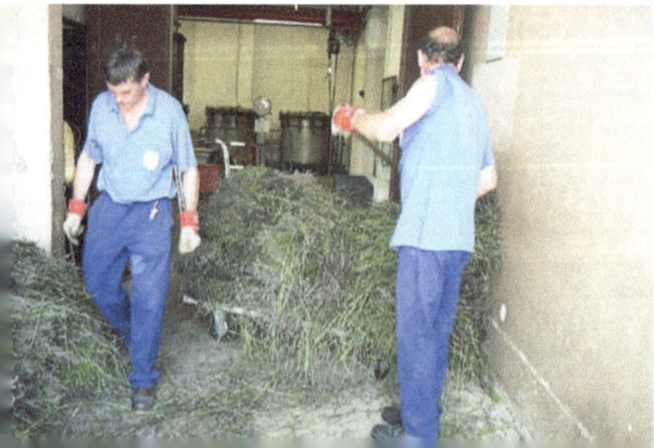

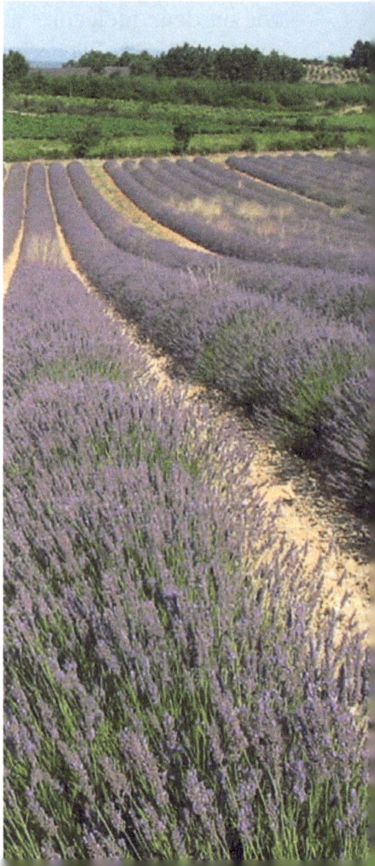

Quelles HE utiliser : la qualité médicale

Une Huile Essentielle de qualité médicale doit impérativement répondre à des critères de qualité précis. La méconnaissance de ces précisions peut laisser le champ libre à des utilisations inappropriées, entraîner une certaine toxicité, voire des effets secondaires regrettables… sans parler des abus et de la fraude toujours possibles.

Comment donc choisir un bon fournisseur ?

En synthèse, il est indispensable d'exiger un étiquetage clair, faisant mention de certains critères :

- **L'identification botanique parfaite**

  La dénomination scientifique binominale en latin, selon la nomenclature de Linne, doit être systématiquement préférée au nom commun courant ; le langage vernaculaire, populaire, étant souvent imprécis et trompeur, et il s'agit bien de soigner des malades !

  « Famille », « Espèce », « sous-espèce », « variété » (ou cultivar), éventuellement « l'hybride » doivent être précisés.

  Exemple : aux noms courants de, helichryse, hélichryse italienne, immortelle… il faudra préférer :

Genre	Espèce	Variété	Famille
HELICHRYSUM	*ITALICUM*	*var Italicum*	Asteraceae

  Autre exemple : sur les marchés, certains « vendeurs » vous interpellent en vous offrant de la lavande : oui, mais laquelle ? Il en existe de si nombreuses espèces, sous-espèces, hybrides, etc., aux compositions biochimiques et donc aux propriétés thérapeutiques si différentes !

  Exigez : ***lavandula spica*** (lavande aspic) ou ***lavandula vera*** (lavande vraie), c'est plus sûr !

• L'identification de l'organe producteur (op)

L'étiquette du produit doit mentionner si l'HE a été obtenue à partir de la plante entière, des sommités fleuries, du bois, de l'écorce, des rameaux, de la feuille, du petit grain, etc.

En effet, prenons l'exemple simple de ***citrus auriantum var amara*** (oranger amer, bigaradier). Cette plante peut fournir plusieurs HE en fonction de la partie de la plante distillée : la distillation des feuilles fournit le « petit grain bigarade », celle de la fleur fournit le précieux « néroli », enfin, l'expression du péricarpe (zeste) du fruit fournit une autre essence. En ce qui concerne ces 3 HE qu'il est possible d'obtenir à partir du bigaradier, bien sûr tout est si différent ! composition biochimique, fragrance, indications thérapeutiques… sans parler du prix !

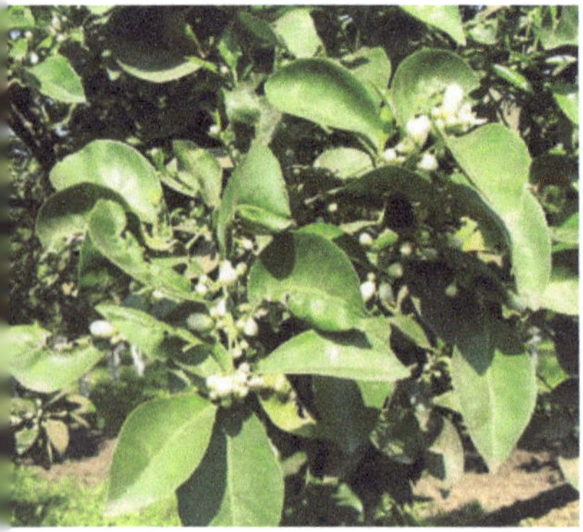

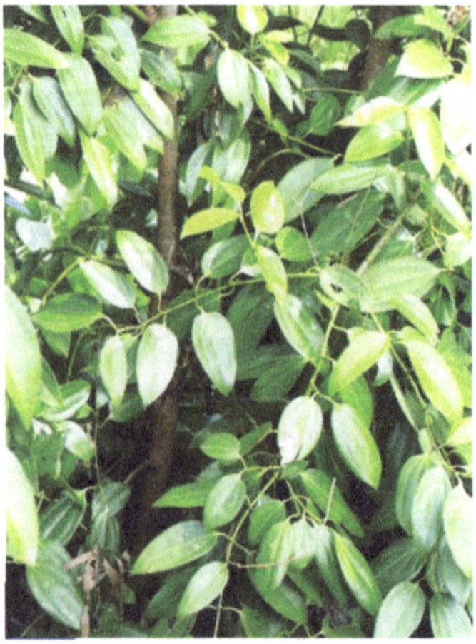

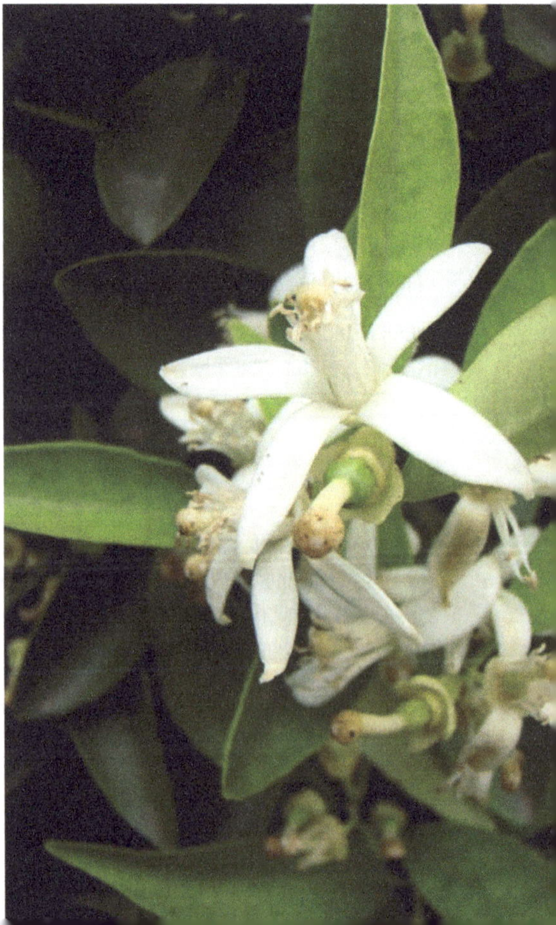

Le cannelier de Ceylan est bien un autre exemple qui ne souffrirait pas non plus la moindre confusion :

Cinnamomum zelanicum op écorce	cinnamaldéhyde (aldéhyde)
Cinnamomum zelanicum op feuille	eugénol (phénol)
Cinnamomum zelanicum op racine	bornéone = camphre (cétone)

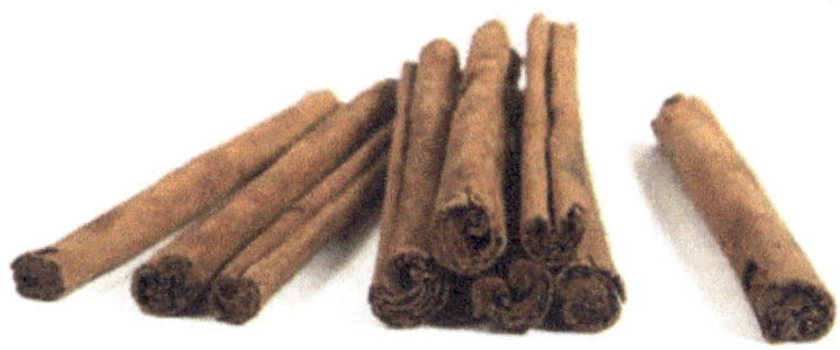

- **La spécificité biochimique (sb) : le chemotype ou chimiotype**

En fonction du biotope (climat, sol, altitude), du stade végétatif, de l'organe producteur, une même plante peut élaborer des essences de composition et donc de vertus différentes. Ainsi, le thym *(thymus vulgaris)* compte-t-il au moins sept chemotypes bien connus.

La spécificité biochimique est en quelque sorte une véritable carte d'identité chimique de l'HE. L'analyse par chromatographie en phase gazeuse couplée à un spectromètre de masse permet de connaître la composition moléculaire (qualitative et quantitative) d'une HE. Ceci est une notion fondamentale en aromathérapie moderne, qui se veut scientifique et médicale.

Le thérapeute n'a-t-il pas toujours besoin de bien connaître les molécules qu'il administre à son patient ? L'étude des variations chimiques décelées au sein d'une même espèce permet par ailleurs de définir précisément la nature des sous-espèces de la plante aromatique. Cette classification chimique permet donc une identification et une classification botanique quasi parfaites, en désignant la ou les molécules majoritairement présentes dans une HE.

Reprenons cet exemple explicite devenu courant dans la littérature scientifique :

Le romarin *(rosmarinus officinalis)* possède une spécificité biochimique différente, en fonction du lieu géographique de sa récolte ; il s'en suit des propriétés très différentes également, d'où la nécessité absolue de connaître avec précision la sb, qui doit impérativement être indiquée explicitement sur l'étiquette du flacon d'HE vendue…

Rosmarinus officinalis sb 1,8 cinéole provenance Tunisie, Maroc ; action broncho-pulmonaire.

Rosmarinus officinalis sb camphre provenance Provence ; action tonique musculaire et cardiaque.

Rosmarinus officinalis sb acétate de bornyle, verbénone provenance Corse ; action digestive et hépato biliaire.

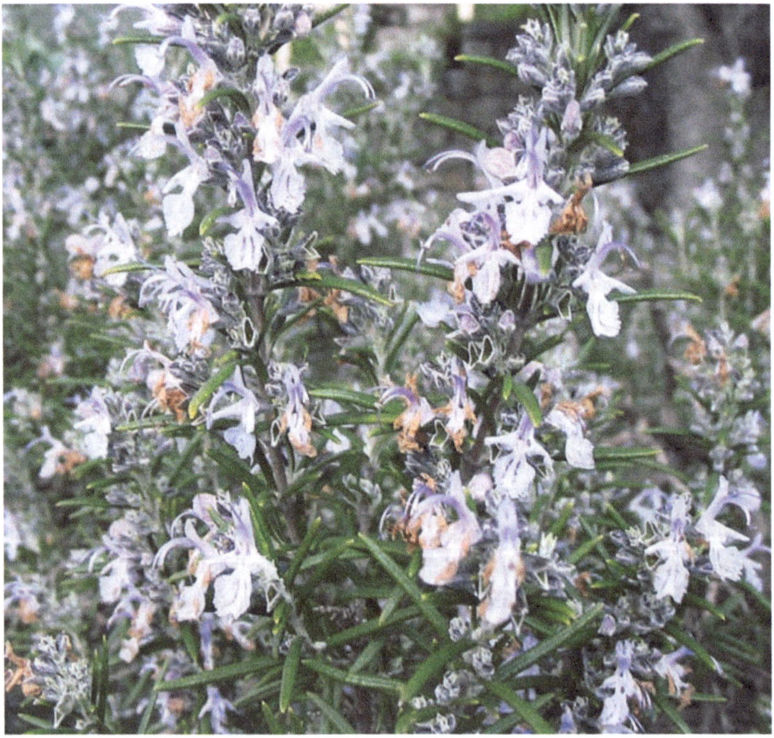

• L'origine géographique

Le nom du pays d'origine ou de la région peut apporter des précisions intéressantes et peut quelquefois caractériser ou conditionner une composition moléculaire particulière (voir exemple du romarin)

HE *pelargonium graveolens* (géranium) : la précision de l'origine Chine ou Égypte, ou encore La Réunion pour le géranium rosat type bourbon est nécessaire, ces différentes origines signant des qualités très peu semblables.

• Le mode de culture

L'aromathérapeute doit savoir si l'HE provient de plantes aromatiques issues d'une « culture biologique » (label AB), de « cueillette sauvage », de cultures traditionnelles contrôlées ou non.

• Les analyses et contrôles en laboratoire

Les bulletins d'analyses, sur lesquels figurent notamment chromatographies en phase gazeuse et spectrométrie de masse doivent impérativement pouvoir être présentés par le fournisseur, sur simple demande. C'est une exigence de qualité et de bonne traçabilité des produits (qu'en est-il de certains vendeurs des marchés peu spécialisés ?)

• La garantie « 100 % pure et naturelle »

Au sortir de l'alambic, l'HE est « 100 % pure et naturelle » : c'est une assurance d'authenticité.

À quand la notion de terroir, de millésime et de traçabilité intégrale, depuis le champ de l'agriculteur, comme cela se pratique en agro-alimentaire, et notamment en œnologie ?

• Autres critères de qualité

Se méfier de certains « labels » qui ne sont le fait que d'une autolabellisation ; certains sont sérieux, d'autres non…

Les produits étudiés comme « compléments thérapeutiques », utilisés en appui des thérapeutiques conventionnelles, dans le cadre de l'aromathérapie scientifique et médicale se doivent d'être proposés :

- sans produits de synthèse, ni produits issus de la chimie du pétrole servant d'adjuvants,
- sans glycérine (sinon d'origine végétale), ni paraffine, ni vaseline, ni alcool,
- sans parabens ni autres molécules suspectes…

Conservation des HE

- Les HE étant par nature très volatiles, il faut prendre la précaution de bien visser systématiquement le flacon contenant l'HE après chaque usage. Les flacons devront ainsi rester bien étanches, afin d'éviter toute évaporation.
- Les HE doivent être conservées à l'abri de la lumière, dans des flacons colorés ou en aluminium, de préférence à l'intérieur d'un placard.
- Les HE doivent être conservées à l'abri de la chaleur, cela impose leur conservation à une température comprise entre 4 °C (réfrigérateur), et 30 °C à 35 °C maximum.
- Lumière et chaleur, flacons laissés ouverts favorisent en effet l'oxydation des HE, (UV solaires ou oxygène de l'air), ce qui entraîne une dénaturation des molécules actives, notamment des molécules polyinsaturées, et donc une perte réelle d'activité, un durcissement prématuré ou des transformations en résines rendant physiquement inutilisable l'HE « éventée ».
- Attention, il se peut que certaines HE « rongent » certaines matières plastiques.

Correctement conservées, les HE de bonne qualité pourront être utilisées pendant cinq années, au moins. La péremption est cependant plus courte pour les HE d'agrumes (citrus), très facilement oxydables, et donc limitée à trois années seulement.

Rappelons la parfaite conservation des HE retrouvées sur les momies égyptiennes… depuis l'Antiquité !

Toxicité et précautions d'emploi : des doses à respecter

D'une manière générale, l'adage qui voudrait que « tout ce qui est naturel soit bon pour la santé » est faux… Ne sous-estimons pas ni le pouvoir thérapeutique des HE, ni les effets indésirables toujours possibles.

Il est très important de prendre conscience des éléments suivants :

Il ne faut pas confondre médecine naturelle et médecine douce ! Toute substance thérapeutiquement active est potentiellement toxique !

Cette toxicité dépend de :

- la composition biochimique de chaque HE (certaines molécules pouvant s'avérer plus toxiques que d'autres),
- la dose administrée (il existe souvent une relation de proportionnalité entre l'effet toxique et la dose administrée),
- la voie d'administration (attention à la voie orale, évitons le contact avec les muqueuses),
- l'état physiologique de la personne ou du patient (prendre en considération un affaiblissement dû à la fatigue, au stress, à la maladie).

Voici donc quelques considérations générales utiles et quelques règles pratiques :

- Par principe de précaution, et peut -être par excès de prudence, nous nous devons d'interdire d'employer des HE en « automédication », même si elles sont de bonne qualité, chez les asthmatiques, pendant une grossesse, et notamment pendant les 3 premiers mois, chez les nourrissons, ainsi que pendant l'allaitement. Cette responsabilité incombe à un médecin aromathérapeute qui, seul, est habilité à prendre une telle décision de soin.
- Ne pas laisser les flacons d'HE à la portée des enfants.
- Pour les personnes à tendance allergique, il est conseillé de prendre des précautions préalablement à l'emploi des HE : un essai dit « à la touche » préliminaire devra être effectué. Cela consiste à appliquer quelques gouttes de l'HE considérée sur la face interne de l'avant-bras, par exemple, et à vérifier une éventuelle réaction, dans les 20 minutes qui suivent l'application. Si aucune réaction de type allergique n'est visible, l'utilisation de l'HE est possible, en toute innocuité. Pour éviter tout risque d'allergie, il est nécessaire d'employer une HE peu dosée, administrée sur une période de courte durée.
- Éviter le contact des HE (surtout non diluées) avec les muqueuses (et surtout avec les yeux !). Lors d'un contact accidentel avec les yeux, par projection, ne pas rincer avec de l'eau, mais avec de l'huile végétale (huile d'amande douce, assez courante, par exemple).
- Pour ce qui est des différentes muqueuses fragiles du nez, de la bouche, du conduit auditif, des zones ano génitales, zones sensibles ou irritées, il convient d'utiliser un dosage en HE n'excédant pas 2 % à 5 %, au grand maximum. Dans la pratique courante, il sera plus prudent qu'un utilisateur « novice » s'abstienne !
- Les HE contenant des phénols (sarriette, thyms, origans…) ou des aldéhydes (citrals) sont potentiellement dermocaustiques à l'état pur. Elles peuvent entraîner des brûlures ou un effet révulsif. Il est donc nécessaire de les diluer dans 80 à 90 % d'HV.

- Les HE contenant des phénols sont puissantes (anti-infectieuses), mais doivent être prises avec précaution, car elles sont potentiellement hépatotoxiques (toxicité sur le foie). Il convient donc de surveiller leur dosage et la durée d'administration qui doit rester la plus courte possible. Il est utile également d'associer à tout traitement par des HE à phénols une HE hépatoprotectrice (romarin, citron, carotte), afin de s'opposer physiologiquement à cette toxicité hépatique toujours possible.
- L'emploi des HE par voie orale requiert toute notre prudence : la plupart du temps, cela doit rester le fait d'une prescription médicale. La prise d'HE par voie orale doit s'effectuer pendant le repas, pour éviter d'irriter la paroi stomacale par contact direct… ou simplement un petit renvoi quelquefois peu agréable. De toute façon, il est fortement conseillé de proscrire l'usage prolongé des HE par cette voie interne sans justification médicale. Une dizaine de jours de traitement par voie orale est, en général, très suffisante pour assurer une réelle efficacité, si l'HE et sa posologie sont adéquates.
- **Attention !** Les HE contenant des molécules cétoniques peuvent être très toxiques, très neurotoxiques, et ce, de façon insidieuse. On constate en effet, une inversion rapide des effets, en fonction de la dose administrée. À un effet sédatif et relaxant peut succéder, « pour seulement quelques gouttes de trop » un effet subitement excitant, épileptisant, voire abortif (thuya, sauge officinale…). Cette toxicité neurologique sur le système nerveux central (les cétones dissolvent le tissu nerveux… à la manière de l'acétone) nous incitera naturellement à proscrire ce type d'HE par voie orale, chez la femme enceinte ou allaitante, le nourrisson, ou les patients présentant des antécédents épileptiques.
- L'HE de menthe poivrée *(mentha piperita)* sera également proscrite chez la femme enceinte ou allaitante, ainsi que pour le nourrisson de moins de 30 mois, afin d'éviter un risque potentiel de spasme pharyngé. Elle ne devra jamais s'appliquer sur une zone corporelle trop étendue, en raison de la réaction glacée qu'elle provoque (antalgie par effet froid).

Respecter les doses... surtout par voie orale

- Jamais plus de 6 gouttes par jour d'HE pures (ou en mélange) pour un adulte.
- De façon courante, en pratique quotidienne, on se limitera à 1 goutte pour 20 kg de poids corporel pour un adulte. Pour un enfant de plus de 30 mois, on se limitera à 3 gouttes par jour maximum. La voie orale ne sera pas utilisée pour les enfants de moins de 30 mois.
- En cas d'absorption accidentelle et importante d'HE, il est prudent d'appeler le centre antipoison le plus proche. De plus, il est conseillé d'absorber plusieurs cuillerées d'Huile Végétale, afin d'assurer la dilution de l'HE et de diminuer sa causticité.
- En ce qui concerne la voie locale (applications cutanées et massages), on conseillera pour la pratique quotidienne une dose de 3 à 5 gouttes d'HE, à mélanger dans 10 ml d'HV. Ceci assure un dosage efficace, mais non toxique de 1 à 3 % d'HE environ.
- **Ne jamais injecter d'HE,** ni par voie intramusculaire, ni par voie intraveineuse, évidemment.
- Certaines HE peuvent être photosensibilisantes, et particulièrement les HE obtenues à partir de l'expression à froid des agrumes du genre citrus, qui contiennent des furo - et pyrocoumarines photosensibilisantes. Ces HE augmentent la sensibilité de la peau à la lumière solaire. Rappelons à ce titre la phototoxicité bien connue et les accidents survenus jadis avec de l'essence de bergamote. Il conviendra donc d'éviter toute exposition solaire directe 6 heures au moins après application cutanée de l'une de ces essences.
- Certaines HE contenant des monoterpènes (pins, sapins, genévrier...) prises par voie orale sur une trop longue période peuvent engendrer une néphrotoxicité (toxicité rénale).

Nous voyons, suite à cet énoncé, que l'automédication mal maîtrisée risque de s'avérer dangereuse ! Rien ne vaut, répétons-le, le diagnostic médical et le conseil avisé d'un médecin ou d'un spécialiste bien formé en aromathérapie.

Nous ne saurions, mon éditeur et moi-même, être tenus pour responsables d'une utilisation inadéquate de cette méthode de soin. Tous les éléments fournis dans ces pages ne le sont qu'à titre informatif, et la liste des précautions à prendre n'est certainement pas exhaustive.

Voies et modes d'administration des HE en pratique quotidienne

Nul ne conteste actuellement l'efficacité thérapeutique des HE, notamment en ce qui concerne leurs propriétés anti-infectieuses. Ces propriétés représentent même face aux infections nosocomiales et aux résistances bactériennes dues aux abus d'antibiotiques une réelle alternative. Il semble en être de même face à la menace virale. Mais attention, une parfaite connaissance de la composition biochimique, c'est-à-dire du chemotype de chacune des HE employées, nous l'avons vu, s'impose, tout comme est obligatoire le respect d'une posologie adéquate et la connaissance approfondie de leur toxicité potentielle.

Anti-infectieuses, antivirales, immunostimulantes, mais aussi antirhumatismales, circulatoires, antispasmodiques, stimulantes hépatiques… l'aromathérapie devenue aujourd'hui une discipline scientifique et médicale gagne petit à petit du terrain. Si on la retrouve de plus en plus à l'appui de la médecine conventionnelle, c'est bien parce qu'elle fait de plus en plus l'objet de recherches fondamentales et appliquées.

Le terme d'aromathérapie recouvre des pratiques médicales très variées utilisant les Huiles Essentielles. Voyons quelques clés du mode d'emploi des HE, en fonction des différentes voies d'administration.

Les principales voies d'administration des HE sont la voie cutanée, la voie orale, la voie respiratoire, la voie rectale. Le choix de la voie d'administration dépend étroitement de celui de l'HE (en fonction du diagnostic et donc de l'objectif thérapeutique), de la sensibilité de la personne malade, mais aussi de son âge.

La voie cutanée est toujours la voie à privilégier : c'est la voie la plus sécuritaire. Toutes les HE sont lipophiles et possèdent donc une grande affinité pour la peau. Très bien absorbées par le tissu cutané, les HE pénètrent facilement et sont diffusées d'abord dans la microcirculation périphérique, puis pénètrent dans la circulation générale. L'action par cette voie est très rapide et d'une durée d'action longue.

Le Dr Baudoux nous enseigne comment, pour se convaincre de l'efficacité de ce mode d'administration, on peut se frictionner les plantes des pieds avec HE *eucalyptus radiata*. Après seulement 15 minutes, notre haleine sentira l'eucalyptus ! C'est bien la preuve qu'en moins de 15 minutes, l'HE a pénétré la peau et se retrouve dans la circulation générale pour y exercer ses bienfaits, avant d'être naturellement éliminée par les poumons…

La voie cutanée peut donc être utilisée pour une action locale (affections dermatologiques), mais aussi pour une action générale (par applications, en regard de l'organe cible).

La quantité totale d'HE pouvant être absorbée quotidiennement par la peau ne doit pas excéder 6 gouttes par jour, comme pour la voie orale.

• La voie cutanée permet d'utiliser les HE de différentes manières :

Pures, directement appliquées sur la peau. Cela demeure possible pour un nombre limité d'HE d'une innocuité quasi parfaite, parmi lesquelles la lavande vraie, le ravintsara, l'eucalyptus radié, le bois de rose et quelques autres.

Cependant, peu d'HE peuvent être appliquées pures sur la peau. Certaines huiles essentielles étant en effet particulièrement agressives (car très riches en phénols ou en dérivés terpéniques dermocaustiques), il est indispensable de les diluer dans un fort pourcentage d'Huile Végétale (80 % à 90 % d'HV).

Sous forme d'onction. Il s'agit de dissoudre des HE dans 80 % à 90 % d'Huiles végétales choisies. On pourra alors pratiquer pour des applications locales externes visant à résoudre un problème dermatologique, ou des onctions douces, localement, en regard de l'organe à traiter. La voie transcutanée est très utilisée pour les massages ou les bains. En règle générale, plus l'HV sera fluide, plus elle sera pénétrante. Les onctions et les frictions se pratiquent sur le thorax ou le dos, pour soigner les infections bronchiques, notamment. Les onctions faites de part et d'autre de la colonne vertébrale ou sur la voûte plantaire permettent une action apaisante au niveau du système nerveux central. Le plexus reste une zone privilégiée pour le système nerveux autonome. Pour le bain, les HE, n'étant pas hydrosolubles, elles doivent être utilisées avec un dispersant spécifique de type « solubol ».

Sous forme de « perfusion aromatique ». Cela consiste à appliquer quelques gouttes d'HE, pures ou diluées dans de l'HV, au niveau de la face interne du poignet ou au niveau du pli du coude qui sont des zones très richement vascularisées. Ainsi, l'HE pénètre-t-elle facilement et rapidement dans la circulation générale, pour une action des plus efficaces.

En quelques mots de synthèse, voici une idée de dosage pour vos soins de beauté, en pratique quotidienne :

- Toujours diluer les HE dans 80 % minimum d'Huiles Végétales… jamais dans de l'eau.
- Pour la dilution des HE, ne pas utiliser d'huile minérale ni même d'huile d'origine animale.
- Pour le visage, 3 gouttes HE pour 10 ml HV.
- Dans votre masque à l'argile, aux algues… mélangez intimement à la pâte 3 à 5 gouttes d'HE.
- Pour le corps, 3 à 5 gouttes HE pour 10 ml d'HV ou de lait corporel.
- Pour les cheveux, ajouter extemporanément, juste avant l'emploi, 2 à 3 gouttes d'HE à votre shampooing doux.
- Pour votre bain, ajoutez 10 à 15 gouttes d'HE à du dispersant de type solubol, ou plus simplement à une tasse de lait en poudre, pour obtenir un bain de lait parfumé.

LA VOIE ORALE est généralement réservée à la prescription médicale. La dispersion dans du miel, dans de l'huile alimentaire, ou simplement sur un sucre ou sur de la mie de pain est devenue habituelle pour l'administration des HE par la voie orale. La voie orale est un mode d'utilisation des plus efficaces, il est en revanche potentiellement dangereux, car nombre d'huiles essentielles en automédication mal maîtrisée peuvent se révéler toxiques, notamment celles riches en cétones neurotoxiques. D'autres, riches en phénols sont hépatotoxiques et doivent être prises avec des HE hépatoprotectrices et sur du court terme. **6 gouttes d'HE pures ingérées sur une journée représentent une dose maximum pour un adulte.** (Soit 2 gouttes 3 fois par jour). Alors… attention à l'automédication. Lorsque les gouttes d'HE sont placées directement sous la langue (zone très richement vascularisée permettant une action très rapide), on parle de voie sublinguale. Le goût est souvent très puissant ! La mise en gélules peut être aussi réalisée en pharmacie en imprégnant de la poudre de silice hydratée par un mélange synergique d'HE.

LA VOIE RESPIRATOIRE utilise les inhalations pour lesquelles il suffit d'ajouter quelques gouttes d'HE à un bol d'eau chaude (non bouillante) et d'inhaler profondément les vapeurs, une serviette sur la tête. C'est un mode d'administration des HE connu depuis la nuit des temps, les HE étant naturellement très volatiles. Les inhalations sont souvent déconseillées pour les enfants de moins de 10 ans. Les aérosols obtenus par nébulisation des huiles essentielles sont de plus en plus rarement utilisés, mais la dispersion dans l'atmosphère d'une pièce obtenue grâce à l'utilisation de diffuseurs spéciaux est devenue très populaire. Parce qu'elles sont composées de molécules très volatiles, les HE sont particulièrement diffusibles et se prêtent donc parfaitement à la **diffusion atmosphérique** qui, de ce fait, représente l'utilisation la plus facile. Il est nécessaire de n'utiliser qu'un diffuseur spécial permettant une microdiffusion. Le « brûle-parfum » dont la chaleur excessive altère les huiles essentielles est à proscrire ! Il faut cependant se garder de laisser le diffuseur atmosphérique actif en permanence. Dix minutes par heure est un temps très suffisant. Ainsi peut-on efficacement assainir l'atmosphère d'une pièce, créer une ambiance olfactive agréable, tonifiante ou relaxante, ou aider à dégager les voies respiratoires. La diffusion doit être évitée dans les chambres et lieux de séjour des très jeunes enfants, en leur présence. Il ne faut pas ignorer que la diffusion peut être contre-indiquée pour les personnes souffrant d'allergies respiratoires ou de crises d'asthme.

Une **inhalation sèche** est également possible en déposant 2 à 3 gouttes sur un mouchoir propre que l'on inspirera profondément. L'inhalation sèche présente en outre l'avantage de ne pas altérer, de ne pas dénaturer l'HE par une chaleur excessive qui dégraderait les fragiles molécules contenues dans les HE en diminuant notablement leur activité thérapeutique.

LA VOIE RECTALE utilisant des suppositoires est très utile pour certaines applications thérapeutiques, mais reste un acte médical qui, pouvant avoir des conséquences toxicologiques doit être strictement réservé à la prescription médicale. La voie rectale est la voie à privilégier pour les enfants, les nourrissons, autant que pour les personnes fragiles des muqueuses digestives et pour lesquelles la voie orale serait contre-indiquée. Elle a un autre avantage sur la voie digestive : la résorption par le système veineux anal très riche permet d'obtenir rapidement un taux plasmatique intéressant alors que la voie digestive diminue sensiblement la concentration des huiles essentielles par l'effet de premier passage hépatique. Cependant, les personnes souffrant d'hémorroïdes ou de diverticules enflammés peuvent avoir des difficultés avec l'administration rectale des Huiles Essentielles.

Nous n'oublierons pas les multiples utilisations culinaires des HE qui ne font pas l'objet de cet ouvrage, mais qui nous promettent de grands « petits plaisirs ».

Principales propriétés des HE

Les HE agissent efficacement sur de nombreuses fonctions de l'organisme et dans de nombreuses pathologies où, employées seules ou en appui des thérapeutiques conventionnelles, elles aident de façon certaine à retrouver santé, confort et bien-être.

La propriété principale, quasiment commune à toutes les HE est le pouvoir anti-infectieux, d'un usage traditionnel, connu et reconnu depuis la nuit des temps, et faisant à l'heure actuelle l'objet de très nombreuses études. Mais à côté de ces propriétés, il en existe tellement d'autres que nous ne ferons qu'évoquer, en les illustrant de façon concise par quelques exemples non exhaustifs... c'est bien l'objet tout à fait limité de ce petit ouvrage !

Je ne ferai qu'évoquer également le pouvoir énergisant des HE, par la recharge en énergie qu'elles procurent sans doute, puisqu'elles comportent des molécules chargées positivement et négativement. J'insisterai surtout sur le pouvoir **régulateur général**, l'action harmonisatrice des HE sur l'organisme. Il résulte en effet des actions très polyvalentes des HE un réel pouvoir équilibrant, tout à la fois stimulant et apaisant sur de nombreux appareils de notre organisme. Les HE sont d'excellents rééquilibrateurs et correcteurs de terrain, au sens de C. Vincent et de la bioélectronique. Son approche des HE montre bien, de façon rigoureuse que les HE améliorent certains paramètres au sein de notre organisme en étant :

- Acidifiantes (elles corrigent l'alcalinisation entropique organique).
- Réductrices (antioxydants naturels, elles diminuent les effets du stress oxydatif),
- Elles augmentent en outre la résistivité de l'organisme.

Ces études déjà anciennes ont été reprises et poussées plus avant. La médecine quantique commence sérieusement, sur les bases fondamentales de la physique quantique einsteinienne à pointer le bout de son nez... ! La compréhension des forces électromagnétiques supplantera certainement dans un temps devenu proche le modèle moléculaire ancien et déjà dépassé, mais qui doit encore rester une base et une référence constante pour notre bonne compréhension de l'aromathérapie scientifique et médicale.

Ainsi, il est reconnu **qu'il existe bien une relation entre la structure chimique et l'activité thérapeutique d'une molécule.**

À chaque structure moléculaire correspond un récepteur biologique stéréospécifique (phénomène clé-serrure).

Énumérons très brièvement et de façon simplifiée, quelques propriétés, en relation avec la structure chimique considérée.

Terpènes	antiseptiques atmosphériques
Phénols et terpénols	bactéricides, virucides, fongicides
Aldéhydes	anti-inflammatoires
Acides	anti-inflammatoires puissants
Esters	antispasmodiques, rééquilibrant nerveux
Éthers	spasmolytiques très puissants, antidépresseurs
Cétones	calmantes, mucolytiques, cicatrisantes
Oxydes terpéniques	action broncho-pulmonaire. Mucolytiques, expectorants
Lactones	mucolytiques très puissants
Coumarines	anticoagulantes, sédatifs nerveux
Phtalides	draineurs des émonctoires
Composés azotés	calmants nerveux
Composés soufrés	stimulants respiratoires et digestifs

Le domaine d'application thérapeutique des HE est très large, on peut le deviner déjà, même à travers ce bref aperçu. Voici donc dans un propos simplifié, quelques-unes des propriétés principalement reconnues pour les HE :

• Antiseptiques

Les HE à terpènes et à aldéhydes sont déjà réputées en milieu hospitalier pour aider à la lutte contre les infections nosocomiales, notamment en diffusion. Ces HE sont également de bons désodorisants.

Pour exemple, citons HE eucalyptus radié, HE citron, HE mandarine, HE sapin de Sibérie, HE citronnelle de Ceylan…

• Antibactériennes

Ce sont les propriétés les plus connues, les mieux prouvées… et depuis si longtemps !

Les HE à phénols sont les plus puissantes. Nous prendrons pour exemples HE origan (carvacrol), HE sarriette des montagnes (carvacrol), HE thym (thymol), HE girofle (eugenol)…

Les HE contenant des alcools monoterpéniques (géraniol, linalol, terpinéol, thujanol) sont moins puissantes, mais plus souples d'utilisation. Pour exemple les HE thyms de différents chemotypes alcooliques…

• Antivirales

Ce sont également des HE à phénol ou à monoterpénols (HE origans, HE sarriette des montagnes, HE thyms, HE ajowan, HE clou de girofle…). HE ravintsara, HE niaouli, HE myrrhe amère, HE encens étant particulièrement actives sur la grippe, l'herpès et le zona.

• Antifongiques

Ce sont également des HE à phénol ou à monoterpénols, mais aussi des HE à alcools ou lactones sesquiterpéniques qui présentent un maximum d'activité. Citons l'HE ajowan, HE tea tree, HE cannelle de Chine, HE laurier noble, HE lavande aspic…

• Antiparasitaires

Les HE à phénols, celles à alcools et à oxydes sont également puissantes contre les parasites. Citons HE cannelle de Chine, HE clou de girofle, HE thym à thymol…

• Insecticides et insectifuges

Citons les HE camphrier et HE romarin (à camphre).

HE cannelle de Ceylan (aldéhyde cinnamique).

HE clou de girofle (eugénol).

HE citronnelle de Ceylan (citronnellal) et HE lavande officinale, en cas de piqûre d'insecte.

• Immunostimulantes

Les HE contenant phénols et surtout alcools sont fortement immunostimulantes : elles relancent nos propres défenses immunitaires. Parmi celles-ci HE ajowan, HE cannelle de Chine op écorce, HE origan compact, HE thym à thujanol, HE thym à feuilles de sarriette, HE eucalyptus radié, HE bois de rose, HE ciste ladanifère… et bien d'autres.

• Anti-inflammatoires

Les HE contenant des aldéhydes (citral, citronnellal…), utilisées par voie externe en rhumatologie sont très utiles pour traiter les rhumatismes articulaires inflammatoires, les arthrites, les tendinites.

Citons HE eucalyptus citronné, HE gaulthérie couchée (qui contient de l'aspirine naturelle presque pure), HE camomille noble, HE gingembre.

• Appareil respiratoire

Les HE riches en oxydes (1,8 cinéole = eucalyptol) sont expectorantes, comme HE eucalyptus globulus et HE romarin à cinéole, HE myrte vert (Corse), HE pin sylvestre, HE niaouli…

Les HE riches en cétones (menthone, carvone, verbénone...) ou en lactones, très fluidifiantes, facilitent l'expectoration et la dissolution des sécrétions des muqueuses bronchiques. Citons HE romarin à verbénone, HE eucalyptus mentholé, HE menthe pouliot...

• Appareil cardiocirculatoire

HE cyprès (par le cédrol qu'il contient) et son binôme incontournable HE lentisque pistachier (vasoconstricteur), mais aussi HE genévrier de Virginie op bois (décongestionnant majeur, quel que soit l'organe cible), HE patchouli (phlébotonique local améliorant le retour veineux)... sont des HE actives sur la circulation veineuse et lymphatique ; elles facilitent le retour veineux et la réduction des œdèmes.

HE myrte rouge (Tunisie), HE bois de Siam sont des HE décongestionnantes prostatiques utiles, capables d'activer la circulation collatérale.

HE palmarosa, HE laurier noble, HE patchouli, HE géranium d'Égypte, HE bois de rose (immense débloqueur), sont autant d'HE décongestionnantes lymphatiques...

HE cannelle de Ceylan (à diluer !) est active sur la microcirculation périphérique grâce aux aldéhydes qu'elle contient.

Rubéfiantes, hyperémiantes HE gaulthérie couchée et HE bouleau jaune sont une aide active contre les rhumatismes.

HE ylang-ylang est hypotensive, comme HE citron, HE mandarine, HE marjolaine des jardins, HE petit grain bigarade, sans oublier HE mélisse, régulatrice, considérée comme étant « la meilleure essence du cœur », véritable « β-bloquant naturel » : mais son coût est élevé... cela dit, elle s'utilise par voie orale à la dose d'une seule goutte par jour !

HE clou de girofle, HE pin sylvestre, HE menthe poivrée sont des exemples d'HE hypertensives, c'est-à-dire qui augmentent la pression sanguine.

HE ciste ladanifère et HE géranium d'Égypte sont des hémostatiques majeurs.

HE hélichryse italienne, grâce à ses β-diones est le plus puissant anti-hématome connu, également anticoagulante et fibrinolytique.

HE ylang-ylang est antiarythmique et régulatrice cardiaque (l'acétate de bornyle qu'elle contient est un ester équilibrant).

• Antalgiques, analgésiques, préanesthésiantes

Parmi les HE les plus réputées pour ces propriétés, nous pouvons citer : HE eucalyptus citronné, HE gaulthérie couchée, HE basilic exotique (spasmolytique), HE camomille noble…

Les douleurs dentaires seront traitées par HE de clou de girofle (eugénol) ; qui ne connaît cette odeur si commune en dentisterie !

HE thyms et HE sarriette des montagnes (Para cymène) sont de bons antalgiques percutanés utiles en rhumatologie.

HE menthe poivrée agit par « effet froid » comme antalgique, grâce au menthol qu'elle contient, très utile pour les sportifs.

HE camomille noble (camomille romaine) riche en esters est un bon pré anesthésiant capable de lever un spasme.

• Actives sur le système nerveux central (SNC)

Pour lutter contre le stress ou l'insomnie, on conseillera souvent des HE sédatives et calmantes telles HE lavande vraie (esters), HE camomille noble, HE orange douce, HE bergamote, HE petit grain bigarade, mais aussi HE verveine citronnée et HE mélisse contenant des aldéhydes de type citrals, HE ylang-ylang ou encore HE ravintsara (le couple 1,8 cinéole + terpinéol est inducteur du sommeil). À noter également l'effet hypnotique important de HE mandarine, dû aux anthranylate de méthyle, dérivés azotés qu'elle contient.

Les éthers sont d'excellents antispasmodiques ; ils possèdent également une composante antalgique telle HE basilic tropical ou HE estragon (méthylchavicol), HE fenouil, HE anis vert, HE ravintsara…

Les esters sont également spasmolytiques, calmants et anti-inflammatoires. Citons HE lavande vraie (acétate de linalyle), HE ylang-ylang (benzoates), HE gaulthérie couchée (salicylate de méthyle).

• Actives sur le système nerveux autonome (SNA, sympathique et parasympathique)

HE activant le système orthosympathique, (sympathomimétique) qui est celui de l'action, de la mise en alerte de l'organisme lorsque survient un danger. Il éveille, il dilate, assèche ; c'est un phénomène Yang. Citons pour exemple : HE origans, HE sarriette, HE thyms, HE cannelle op feuille, HE basilic tropical, HE menthe poivrée, HE pins, HE laurier noble, HE sauge officinale, HE gingembre…

HE activant sur le système parasympathique (parasympathomimétique) qui est celui de la mise en veille de l'organisme. Il assure le repos, l'assimilation, la récupération ; c'est un phénomène Ying. Citons pour exemple : HE marjolaine des jardins, HE romarin à verbénone, HE verveine citronnée, HE magnolia op feuille, HE girofle op clou, HE camomille noble, HE bergamote.

HE harmonisatrices du système orthosympathique, comme HE thym satureioïdes, ou du système parasympathique, comme HE ciste ladanifère.

HE dites sympatholytiques, freinant ou inhibant le système orthosympathique, entraînant une action plutôt sédative ; citons HE mandarine, HE petit grain bigarade, HE ledon du Groenland, HE magnolia op feuille, HE lavande officinale, HE mélisse, HE nard de l'Himalaya, HE ylang-ylang…

HE dites parasympatholytiques, freinant ou inhibant le système parasympathique. Ce sont des HE qui calment le spasme (lorsqu'il y a un excès d'activité parasympathique). Ne dit-on pas que l'excès de Ying engendre le Yang ? Parmi les plus courantes, citons HE basilic tropical, HE estragon, HE fenouil (qui sont les plus importantes), mais aussi HE angélique, HE cyprès, HE cumin, HE carvi, HE hysope officinale…

• Actives sur l'appareil digestif

Certaines HE sont eupeptiques (qui facilitent la digestion) et/ou carminatives (qui provoquent l'expulsion des gaz intestinaux). Ce sont souvent des HE issues de plantes utilisées comme épices en art culinaire. Citons HE cumin (cuminal), HE estragon, HE fenouil (trans-anethole), HE girofle op clou, HE thym, HE menthe poivrée, HE gingembre (zingibérène)…

Certaines HE sont cholérétiques et cholagogues, c'est-à-dire qu'elles augmentent les sécrétions biliaires et facilitent leur écoulement par la vésicule. Ces propriétés sont souvent dues à certaines cétones comme verbénone, menthone, carvone. Citons HE romarin à verbénone, HE menthe poivrée, HE citron, HE fenouil…

D'autres HE stimulent ou protègent le foie comme HE carotte (carotol), HE menthe poivrée (menthol), HE thym à thujanol, HE ledon du Groenland…

D'autres encore lèvent les spasmes digestifs, à la manière de l'HE basilic tropical (méthylchavicol)…

• Actives sur le système endocrinien

De nombreuses HE ont une activité régulatrice sur nos glandes endocrines : elles sont donc très équilibrantes.

HE surrénaliennes : HE de la robustesse, de la vigueur, HE qui donnent « les moyens d'exister » ; elles sont assimilées à l'élément **Terre**, à l'ordre, la sécurité, la tradition. Stimulantes des glandes surrénales, ce sont par exemple les HE sapins, les HE pins, HE romarin à verbénone, HE sauge officinale, les essences de citrus, HE gingembre, HE sarriette des montagnes, les HE thyms… Toutes ces HE dites « cortison-like » (à appliquer en massages), aident ceux dont les surrénales sont épuisées par le stress ou les infections répétées, tous ceux qui, souvent asthéniques, ne savent pas « marquer leur territoire », qui demeurent trop passifs, sans défense, sans pulsion.

Au contraire, les HE freinatrices de la surrénale seront-elles susceptibles d'aider les individus dominateurs ou violents, très « physiques ». Parmi celles-ci, nous trouverons HE ylang-ylang, HE verveine citronnée, HE houblon, HE angélique…

HE thyroïdiennes : La thyroïde est considérée comme étant la glande des émotions, des sens et des plaisirs, celle du métabolisme de base. Elle est souvent assimilée à l'élément **Eau** et symbolise la sensibilité mimétique et fusionnelle. Certaines HE sont capables d'influencer le métabolisme de base, chaleur, sensibilité, enthousiasme… Ainsi, pour augmenter le « brûlage » des hypothyroïdiens, on peut citer quelques HE dérivées des épices, comme HE cannelle de Ceylan, HE girofle, HE gingembre, HE cumin (graine chaude et dynamisante), HE thyms et HE sarriette qui augmentent le métabolisme de base, « la combustion » et l'élimination des déchets ou encore HE épinette noire très régulatrice, HE marjolaine des jardins redonnant le goût de vivre…

Pour les hyperthyroïdiens, certaines HE comme la HE myrrhe amère, freinatrice, thyréomodulatrice, anaphrodisiaque, les HE à chamazulène telles HE camomille allemande, HE achillée millefeuille, HE tanaisie annuelle, mais également HE sauge officinale, très équilibrante, organisatrice, assurant la bonne maîtrise émotionnelle, ou HE camomille noble, seront aptes à calmer leurs excès…

HE hypophysaires : L'hypophyse est considérée comme étant la glande des symboles et de l'abstraction, de l'analyse et de la logique. Souvent assimilée à l'élément **Air**, elle symbolise l'intellect. Certaines HE activent l'hypophyse comme HE fenouil réputée pour activer la formation de prolactine, HE sauge officinale et HE menthe poivrée, sont très importantes à ce niveau, mais aussi HE laurier noble…

Notons, quelques HE et HV capables de freiner l'hypophyse, comme HV bourrache qui bloque FSH-LH, bloque la formation de vasopressine, diminue la réabsorption d'eau…

Les HE *« oestrogen-like »* sont capables de bloquer la formation de FSH, par mécanisme *« feed-back »*, tout comme les HE *« progesteron-like »* sont capables de bloquer la formation de LH, par ce même mécanisme.

HE actives sur la génitale, c'est-à-dire communément actives sur l'élan de la vie, l'amour, la responsabilité, la direction de sa vie : ce sont les HE œstrogéniques et HE progestéroniques.

HE *oestrogen-like*: nous citerons parmi les principales HE sauge sclarée (scléréol), huile de la puberté connue pour faciliter la venue des règles, HE sauge officinale (α-thujone, cétone plus toxique), huile de la femme, emménagogue, citons « les 3 Anis » que sont HE anis vert, HE anis étoilé (ou badiane), HE fenouil, toutes les 3 contenant du trans-anethole donc emménagogue, facilitant la délivrance, augmentant la sécrétion lactée, ou encore HE ravensare anisé…
À noter que ces molécules actives (sclaréol, trans-anethole, viridiflorol) présentent une analogie structurale avec le distilbène dérivé du distilboestrol qui est un œstrogène naturel).

HE *progesteron-like*: HE achillée millefeuille, HE coriandre, HE sarriette des montagnes, HE romarin à verbénone sont parmi les plus connues. Nous citerons également une huile végétale, HV onagre dont l'action n'est pas à négliger, en 2e partie du cycle menstruel.

HE anti-œstrogènes (et donc également ***progesteron-like !***) comme HE gattilier, HE cumin…

• Actives en dermatologie

La voie cutanée, très sécuritaire et très efficace, qui utilise la peau comme véhicule, est, nous l'avons vu, des plus intéressantes en aromathérapie, à de nombreux points de vue. Si elle permet le traitement par les HE de nombreuses pathologies générales ou systémiques, elle permet également, bien évidemment de trouver une solution thérapeutique pour soulager des désagréments locaux, de nature purement dermatologique. La peau est un véritable « bouclier » protecteur, c'est un organe d'échange et de communication, mais aussi d'élimination. La liste serait longue des bienfaits potentiels des HE utilisables en dermatologie. Cela déborderait beaucoup du cadre que s'est fixé ce modeste ouvrage. Nous nous bornerons donc à ne citer que quelques exemples, à titre d'illustration.

La transpiration excessive et malodorante est soulagée par HE sauge officinale, HE géranium Bourbon, HE palmarosa…

Les mycoses pourront être traitées par des HE à phénols (HE cannelle op feuille, HE sarriette des montagnes), mais aussi des HE à monoterpènes (HE limette op zeste distillé, HE pamplemousse) ou à cétones (HE sauge officinale, puissante contre candida albicans, HE lavande aspic ou HE menthe poivrée…) Citons également HE tea tree, HE camomille du Maroc…

L'acné est améliorée entre autres par HE tea tree, HE citronnelle de Java anti-inflammatoire cutané, drainante, très utilisée en cas de furoncles, abcès, ou de simples piqûres d'insectes…

Les ulcères peuvent être traités par HE laurier noble antiputride, HE camomille allemande antidouleur, HE cyprès, HE helichryse, HE ciste ladanifère pour l'amélioration du système artério-veineux et de la microcirculation périphérique…

Les escarres, résultat d'une hyperoxydation tissulaire entraînant nécrose et mort cellulaire doivent faire l'objet d'une excellente prévention, en utilisant HE ciste ladanifère, HE myrrhe amère, HE elemi de Manille qui sont des gommes-résines puissantes aidant à « réordonnancer les tissus lésés…, HE laurier noble, HE sauge officinale anti-infectieuses, antiputrides…, sans oublier HV calophylle inophylle…

Les prurits ont des causes multiples (varicelle, zona…) mais présentant toujours un problème d'hydratation cutanée, et peut-être un problème de foie sous-jacent. Les prurits sont améliorés par certaines HE diluées largement dans des HV hydratantes. Citons HE camomille noble, HE lavande hybride clone super, HE menthe poivrée… auxquelles il convient d'ajouter HE achillée millefeuille, HE camomille allemande toutes deux contenant du chamazulène anti-inflammatoire, ainsi que HE bouleau jaune contenant une forte proportion d'aspirine naturelle présentant une action anti prurigineuse…

Retenons: HE lavande officinale et HE géranium Bourbon doivent être considérées comme étant 2 HE majeures de la peau, capables d'aider à résoudre la plupart des problèmes dermatologiques courants comme eczémas, dermites, psoriasis… Toutes les deux sont des toniques cutanés et lymphatiques, régénérantes, astringentes, désinfectantes et hémostatiques.

Grâce aux HE judicieusement choisies, on peut bénéficier de nombreuses propriétés utiles en dermatologie, nous n'en citerons là encore que quelques-unes:

- **Nettoyer, désinfecter** (HE géranium bourbon, HE laurier noble, HE lavande stoechade, HE tea tree anti-infectieux polyvalent, HE thym serpolet, HE camphrier du Vietnam…)
- **Cicatriser** (HE lavande officinale ou clone super, HE helichryse italienne… mais aussi HV calophylle inophylle à effet protecteur, cicatrisant, analgésique, au pouvoir régénérant considérable…)
- **Lutter contre la douleur** (HE camomille noble, HE nard de l'Himalaya, HE camomille allemande à 63 % de chamazulène très anti-inflammatoire, antalgique…
- **Hydrater** fera l'objet de l'application des Huiles végétales, parfaites pour cette action, et qui demeurent, rappelons-le l'excipient privilégié des HE actives.

D'autre part, mentionnons que l'aromathérapie peut utiliser nos « mémoires olfactives », pour agir sur notre bien-être et sur notre santé. Les odeurs de la vie courante ont une fonction vitale permettant de débusquer les différents dangers potentiels, d'après les expériences désagréables du passé liées à une odeur particulière. Au contraire, d'autres messages olfactifs signent plaisir, bien-être et apaisement.

Les arômes des HE stimulent notre système nerveux, entraînant des ordres de régulation. Ces signaux préparent le corps à lutter contre la maladie, influencent l'équilibre endocrinien et les sécrétions hormonales.

L'utilisation judicieuse de ces arômes et de leurs propriétés sur nos mémoires cognitives est à la base de l'olfactothérapie.

Prudence !

L'Aromathérapie, dans la vie courante doit viser uniquement à soigner de façon naturelle de petits « bobos », à calmer certaines douleurs.

HE gaulthérie calmera par exemple une douleur articulaire, HE menthe poivrée appliquée sur les tempes calmera un mal de tête, HE hélichryse fera sans doute miracle sur coups, bleus et bosses… alors que HE lavande officinale apaisera la brûlure occasionnée par une piqûre d'insecte. Pour se familiariser avec l'aromathérapie véritablement médicale, il est nécessaire de pousser plus avant l'étude des HE à l'aide de livres plus complets, de conférences, voire d'études facultaires aux diplômes qualifiants. Chacun peut adopter certaines pratiques simples et sans danger, comme les soins contre le rhume, l'assainissement de l'air dans la maison, le massage aux essences aromatiques, etc. Cependant, on a vu que certaines huiles essentielles sont très concentrées en actifs et peuvent être toxiques si elles sont utilisées inadéquatement. Il est plus prudent, on ne le répétera jamais assez, de consulter un médecin (seul capable de pratiquer un diagnostic), ou un praticien de confiance bien formé à l'utilisation des HE, lorsqu'on souhaite en faire un usage thérapeutique.

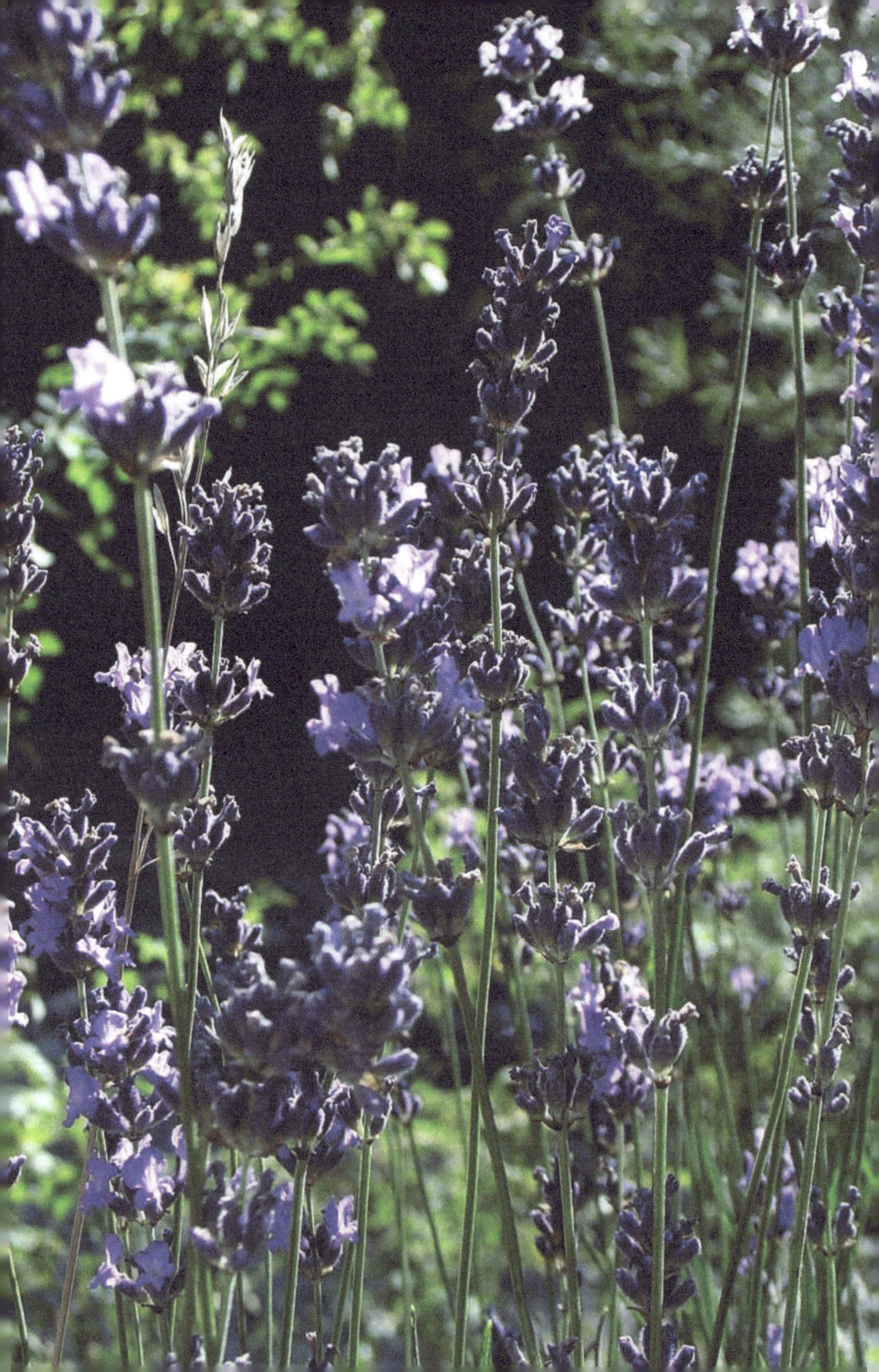

Définitions

L'huile essentielle (HE)

L'HE est un extrait naturel, résultat de la distillation par la vapeur d'eau de végétaux aromatiques, ou de leurs parties.

L'HE est donc une substance aromatique naturelle, volatile, liquide ou semi liquide, constituée de molécules aromatiques sécrétées par certaines plantes ou certains arbres. Par distillation à la vapeur d'eau, les essences du végétal sont libérées, puis entraînées sous forme de vapeur, légèrement modifiées (par hydrolyse, oxydation et restructuration), puis recondensées.

Le caractère volatile de ces molécules confère souvent à l'HE un parfum très odorant. Une HE ne contient pas de corps gras.

L'huile végétale (HV)

C'est une substance grasse obtenue à partir de graines et de fruits de diverses plantes oléagineuses, par pression à froid, ou par extraction à l'aide de solvant organique.

Les HV sont constituées majoritairement d'acides gras (95 à 98% de glycérides). Les glycérides sont des esters ; molécules formées par l'union de une, deux ou trois acides gras avec le glycérol, le glycérol possèdant trois fonctions alcool pouvant se lier chacune avec un acide gras.

L'hydrolat aromatique (HA)

L'HA est l'eau distillée (vapeur d'eau recondensée) que l'on sépare de l'HE à la sortie de l'alambic après décantation.

L'HA est chargé des molécules aromatiques hydrosolubles du végétal, et contient environ 2% au maximum des mêmes molécules aromatiques que l'HE. (l'ensemble de la littérature compulsée rapporte que l'HA contient moins de 5% d'HE).

À la sortie de l'alambic, on récupère ainsi 2 à 4 litres d'HA pour un kilo de plantes fraîches traitées.

L'essence (ESS)

L' essence est une substance aromatique naturelle que la plante sécrète à partir de ses organes producteurs : ceci est une définition générale.

Grâce à des organes producteurs spécialisés, les végétaux aromatiques produisent naturellement des essences volatiles.

Ces essences sont élaborées par les cellules chlorophylliennes et sécrétrices, qui ont capté l'énergie solaire (énergie photo-électro-magnétique), et l'ont convertie, grâce à l'intervention de systèmes enzymatiques, en énergie biochimique, sous forme de toutes petites molécules très volatiles, à haut potentiel énergétique. Ces essences ont une composition biochimique variable, en fonction de la partie productrice de la plante considérée.

Bibliographie

Pierre Mailhebiau, *La nouvelle aromathérapie*, Éditions Jakin.

Pierre Franchomme, Daniel Penoël, *L'aromathérapie exactement*, Éditions Roger Jollois.

Dr Jean-Pierre Willem, *Les huiles essentielles, médecine d'avenir*, Éditions du Dauphin.

Drs Dominique Baudoux, Abdesselam Zhiri, *Les cahiers pratiques d'Aromathérapie selon l'école française*, Éditions Inspir S.A.

Dr Jean Valnet, *L'aromathérapie*, Maloine S.A Éditeur.

Chantal et Lionel Clergeaud, *Les huiles végétales*, Éditions atlantica Douce Alternative.

Guy Roulier, *Les huiles essentielles*, Éditions Dangles.

Dr Jean-Michel Beghin, Bruno Chacornac, Franck Dedoux, *Cours de formation en Aromathérapie du C.E.A.*

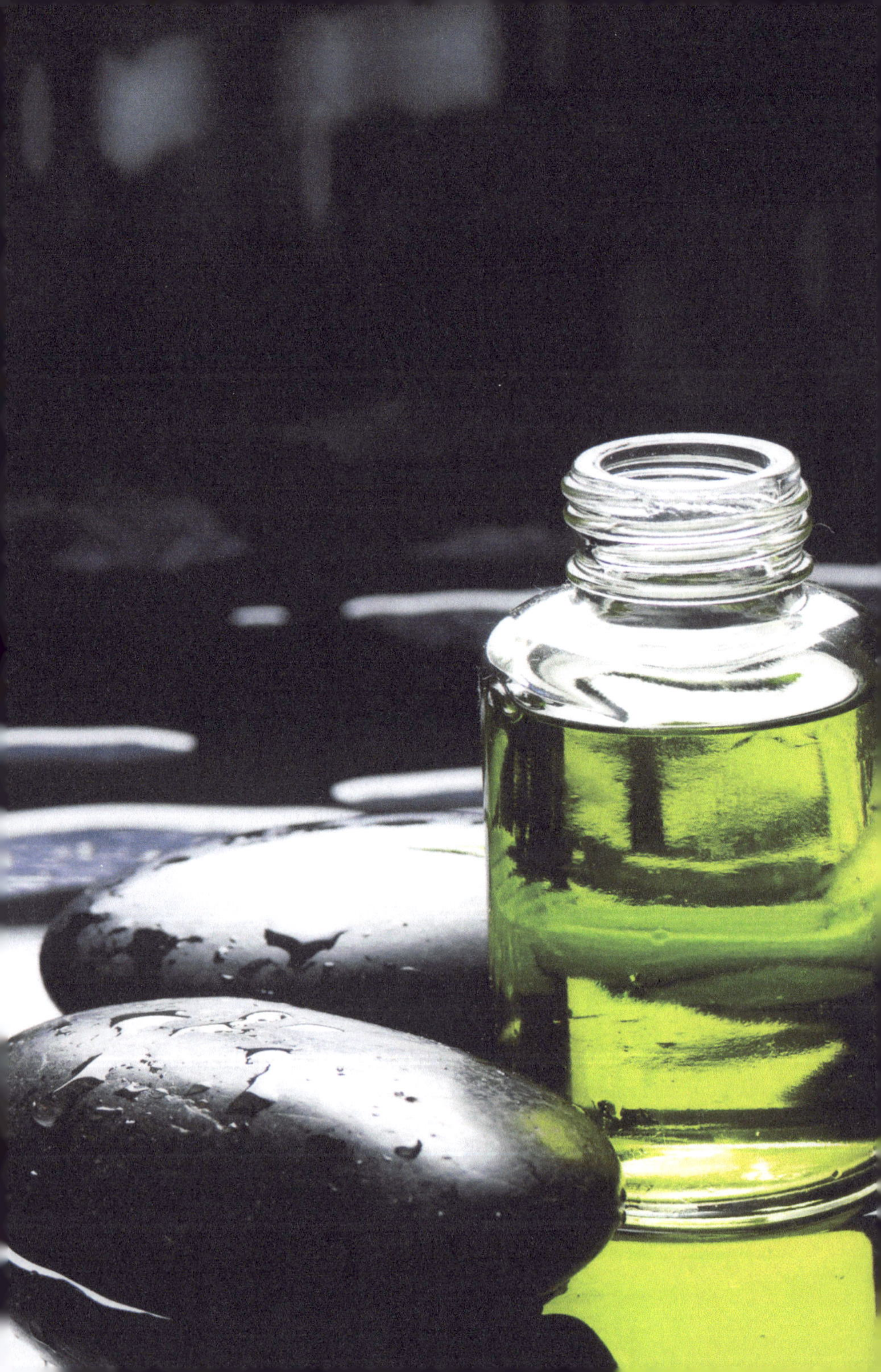

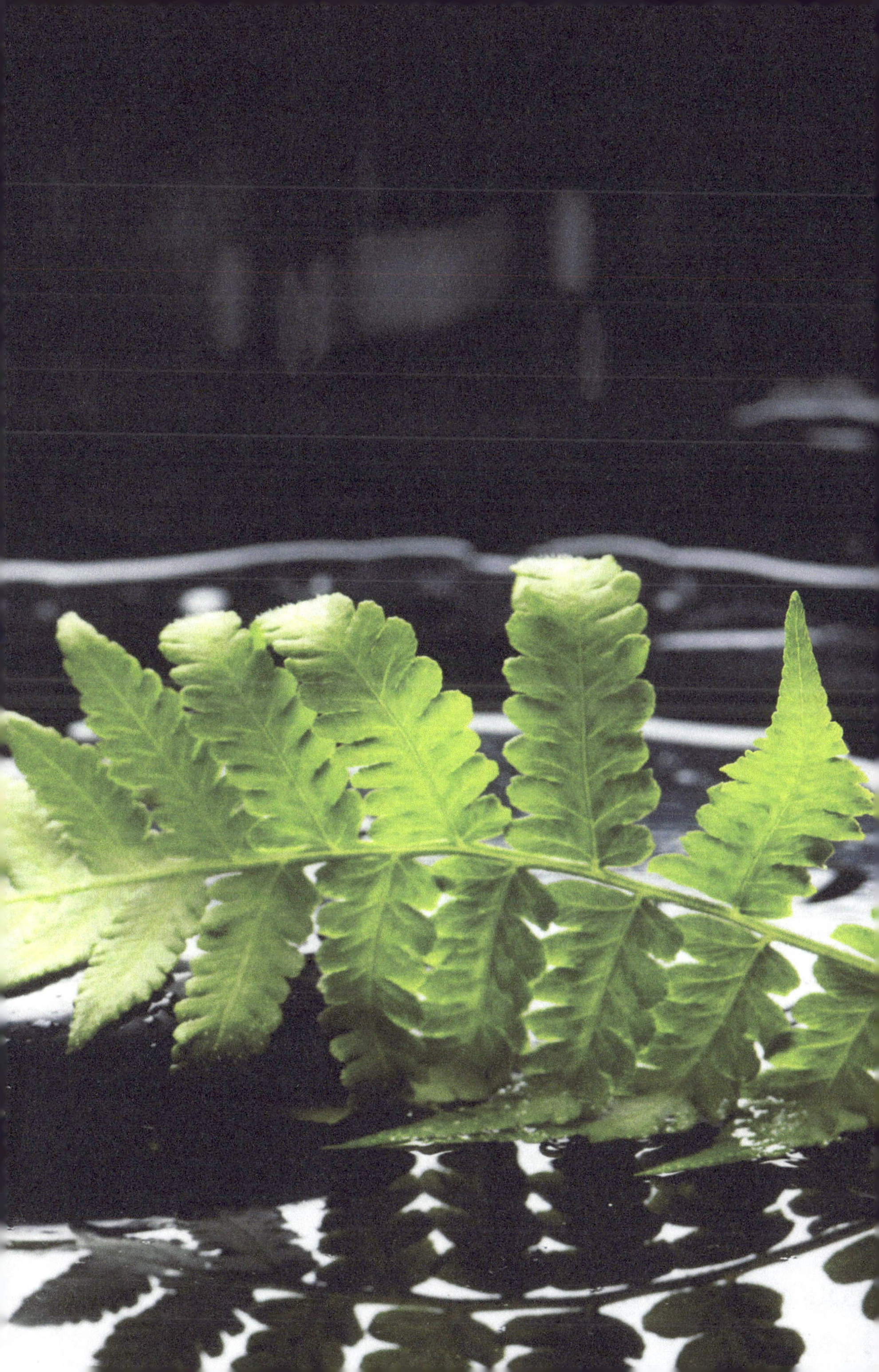

Collection
Les vertus des plantes

Cette collection consacrée aux plantes permet de les découvrir tant pour leur valeur gustative et nutritionnelle que pour leur qualité thérapeutique et cosmétique.

Les auteurs sont des spécialistes réputés réunis sous la compétence de **FRANÇOIS COUPLAN.**

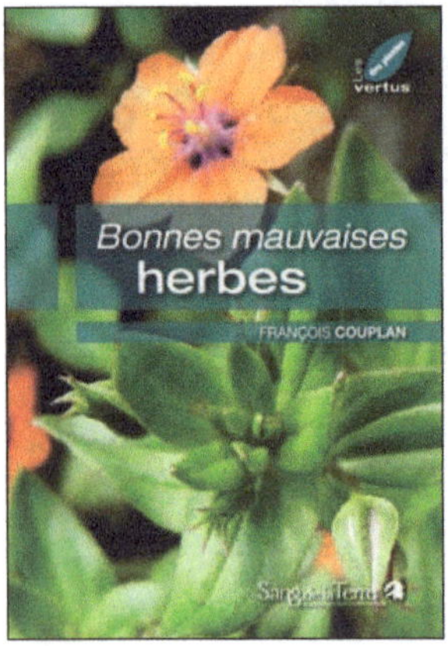

***Bonnes mauvaises* herbes**

François Couplan

96 pages • Prix 11,50 €

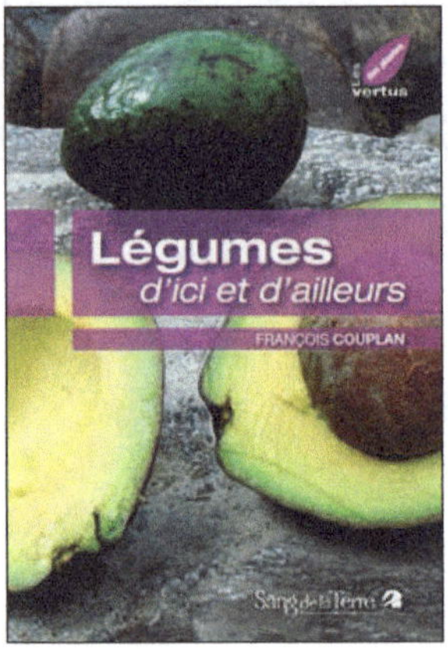

Légumes,
d'ici et d'ailleurs

François Couplan

128 pages • Prix 12,50 €

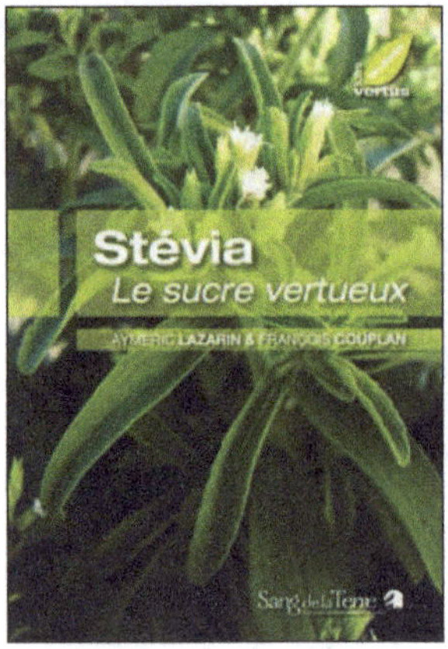

Stévia
Le sucre vertueux

François Couplan
& Aymeric Lazarin

96 pages • Prix 11,50 €

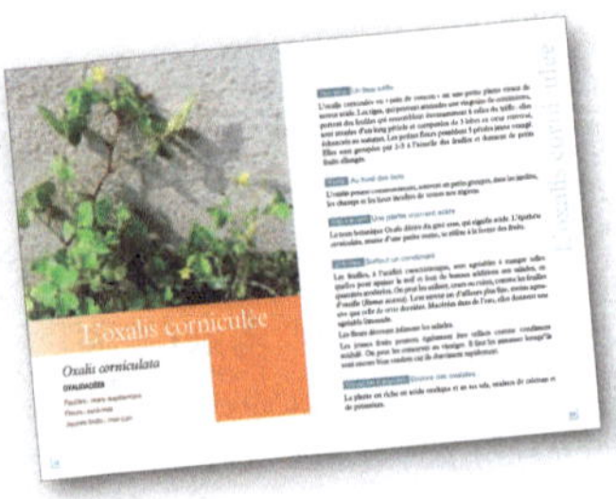

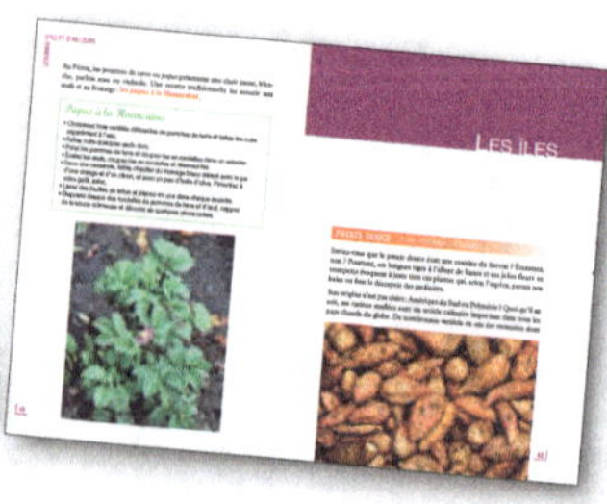

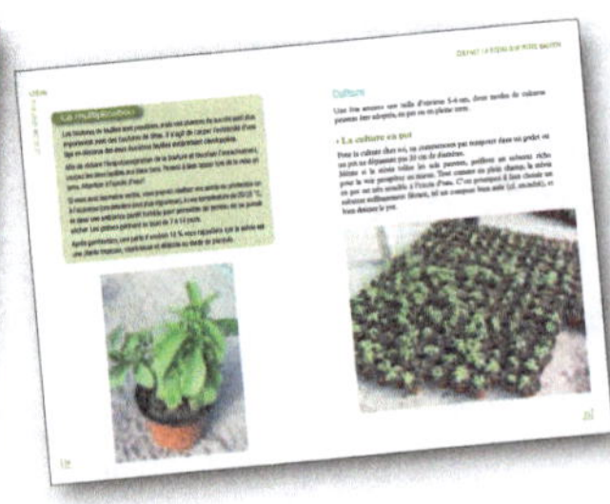

Sang de la Terre
ÉCOLOGIE • ENVIRONNEMENT • SOCIÉTÉ

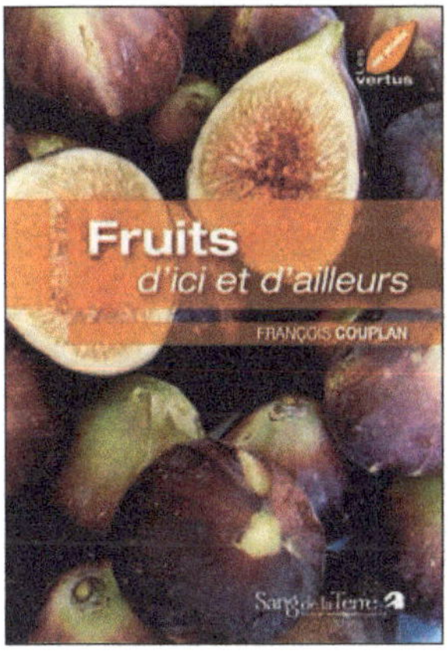

Fruits,
d'ici et d'ailleurs

François Couplan

128 pages • Prix 12,50 €

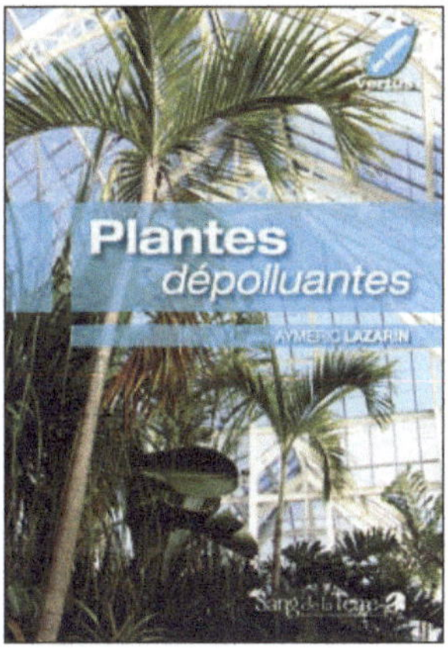

Plantes
dépolluantes

Aymeric Lazarin

96 pages • Prix 11,50 €

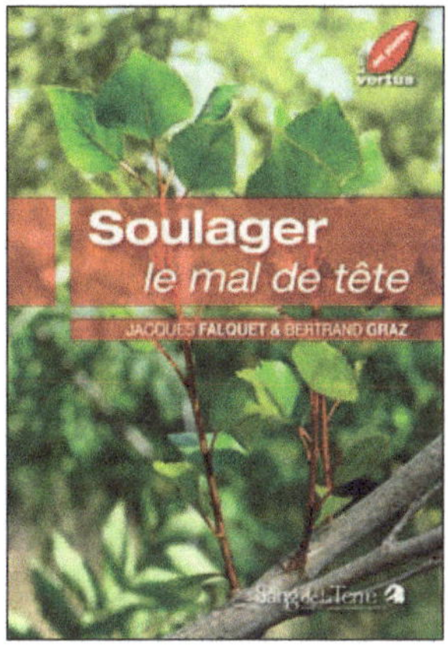

Soulager
le mal de tête

Jacques Falquet
& Bertrand Graz

96 pages • Prix 11,50 €

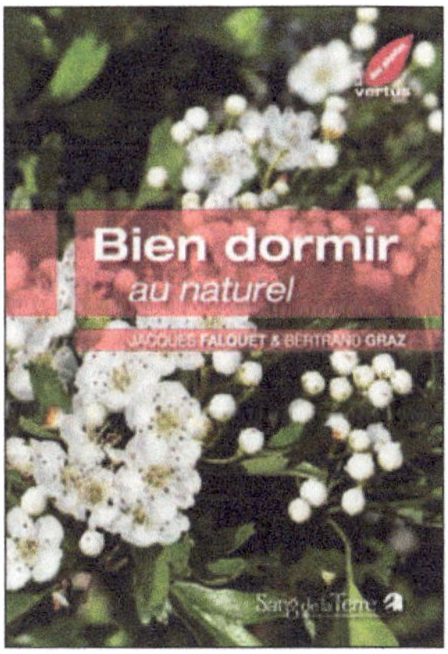

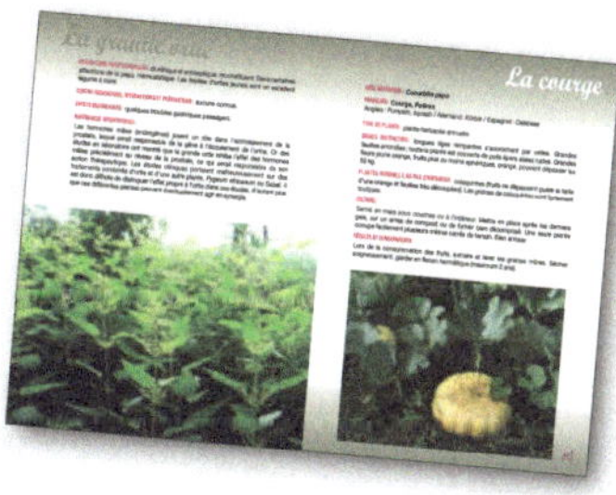

Bien dormir
au naturel

Jacques Falquet
& Bertrand Graz

96 pages • Prix 11,50 €

Dépôt légal : novembre 2022
Achevé d'imprimer par BooksFactory en octobre 2022

Crédits photographiques

Conservatoire National des Plantes Aromatique de Milly,
Laurent Gautin – Laboratoire Essenciagua
Joël Ruiz – Laboratoire Abiessences
Michel Faucon, François Couplan

Fotolia.com : Maram, Liv Friislarsen, Stéphane Jouet, Igor Dutina, Christian Fischer, Robynmac, Elenathewise, Fox17, Charly, Serge Simo, Monika Adamczyk, Mee Ting, Stéphan Szeremeta, Martine Wagner, Gigiz

Schéma : **Claudine Feyel**

TWAPI MOA
Un lien entre les êtres

• CONCEPTION • GRAPHISME • RÉALISATION •

Maquette et mise en page : Agence TWAPIMOA – Paris 11e
E-mail : contact@twapimoa.com • Site Internet : www.agence-twapimoa.com